# HÉMIPLÉGIE FACIALE

## PARALYSIE DE LA 7e PAIRE

## ESSAI DE SÉMÉIOTIQUE

PAR

### Denis AUGÉ,

Docteur en médecine de la Faculté de Paris,
Externe en médecine et en chirurgie des hôpitaux.

PARIS

V. ADRIEN DELAHAYE et Ce LIBRAIRES-ÉDITEURS

PLACE DE L'ÉCOLE-DE-MÉDECINE

1878

# HÉMIPLÉGIE FACIALE



## ESSAI DE SÉMÉIOTIQUE

# HÉMIPLÉGIE FACIALE

## PARALYSIE DE LA 7ᵉ PAIRE

## ESSAI DE SÉMÉIOTIQUE

PAR

## Denis AUGÉ,

Docteur en médecine de la Faculté de Paris,
Externe en médecine et en chirurgie des hôpitaux.

PARIS

V. ADRIEN DELAHAYE et Cᵉ LIBRAIRES-EDITEURS

PLACE DE L'ÉCOLE-DE-MÉDECINE.

1878

A MON PÈRE

Docteur médecin à Saint-Sernin sur Rance
Conseiller général de l'Aveyron


A MA MÈRE

Amour et reconnaissance


A LA MÉMOIRE DE MA SŒUR AGNÈS


A MES SŒURS ET FRÈRES


A MON BEAU-FRÈRE


A MA BELLE-SŒUR


A MES PARENTS


A TOUS MES AMIS

Souvenir affectueux


Augé.

# HÉMIPLÉGIE FACIALE

## PARALYSIE DE LA 7ᵉ PAIRE

## ESSAI DE SÉMÉIOTIQUE

---

## INTRODUCTION.

Pendant notre année d'externat à la Charité, nous avons été frappé de la fréquence et de l'extrême variété symptomatique des hémiplégies faciales. Peu de troubles paralytiques ressortissant aux paires crâniennes sont aussi variables dans leurs allures, dans leur mode d'apparition, dans leur étendue, dans leur isolement ou dans leur association à d'autres paralysies.

Etudiant ces différents faits en détail, nous avons pensé qu'il serait intéressant de les grouper, de faire ressortir leurs analogies ou leurs différences et de montrer de quelle importance, soit au point de vue diagnostique, soit au point de vue thérapeutique, peut être, dans une foule de cas, la reconnaissance exacte de l'hémiplégie faciale, la détermination précise de la variété à laquelle elle appartient.

Les éléments de ce travail sont empruntés au service de M. Hardy, à la Charité : les observations réunies dans notre thèse ont été, pour la plupart, soit prises par nous, soit communiquées par M. Landouzy, qui souvent appelait notre attention sur l'importance séméiologique de l'hémiplégie faciale ; importance qu'il mit en relief dans une conférence clinique qu'il fit cette année, sous la direction de M. le professeur Hardy, à propos de plusieurs cas de paralysie faciale réunis dans les salles de la Charité, notamment à propos de l'observation VII que nous rapportons plus loin.

Nous saisissons avec empressement l'occasion qui nous est offerte d'exprimer à M. Landouzy notre reconnaissance, non-seulement pour les renseignements et les documents qu'il a bien voulu nous fournir pour la confection de cette monographie, mais encore et surtout pour les bienveillants conseils qu'il nous a prodigués dans le cours de nos études.

Que M. le professeur Hardy me permette aussi de lui témoigner toute ma gratitude pour les utiles enseignements que j'ai reçus de lui, durant l'année que j'ai passée dans son service.

# PRÉMISSES ANATOMIQUES ET PHYSIOLOGIQUES

## DIVISION DU SUJET.

Il est nécessaire, avant d'entrer en matière, de faire, sous une forme rapide, la synthèse anatomique et physiologique du nerf de la septième paire : sans cette étude on ne pourrait s'expliquer les diverses modalités symptomatiques que revêtent les troubles paralytiques faciaux, on ne pourrait non plus comprendre la valeur de certaines dénominations que nous adoptons (espérant éviter quelques-unes des confusions auxquelles n'ont pas toujours échappé les descriptions classiques) pour établir les bases anatomiques sur lesquelles doit s'appuyer la séméiotique de l'hémiplégie faciale.

Dans nos prémisses anatomiques nous avons soin de rappeler chacun des résultats bien et dûment acquis touchant les origines du facial, leurs rapports, touchant la direction des fibres qui émergent de ses origines ; nous avons soin surtout de mentionner les connaissances récemment acquises touchant le trajet intra-cérébral et les connexions corticales du facial, toutes acquisitions comtemporaines que nous devons principalement aux travaux, aux recherches expérimentales et aux études cliniques et anatomo-pathologiques de MM. Vulpian, Sappey, M. Duval, Ferrier, Jackson, Charcot, Carville et Duret, Landouzy, Pitres, etc.

Nous serons bref sur la description du facial envisagé de son origine apparente jusqu'à sa distribution dans les muscles du visage ; ce sont là choses trop classiques pour qu'il soit besoin de les rappeler en détail.

La septième paire a son origine apparente sur les côtés
du bulbe à la limite de la fossette sus-olivaire et de la
fossette latérale du bulbe. Elle est située au-dessus et en
dedans de l'acoustique, dont elle est séparée par les radi-
cules du nerf intermédiaire de Wrisberg. En ce point le
nerf facial est formé par la fusion de toutes les fibres (cérébrales, bulbo-protubérantielles et bulbaires) qui entrent
dans sa constitution et qui, réunies comme les fils d'un
écheveau, forment un véritable cordon nerveux (funiculum),
d'où le nom de paralysie funiculaire que nous avons cru
devoir donner aux paralysies résultant d'une lésion portant sur la masse des éléments du nerf, éléments réunis et
groupés à l'émergence du bulbe.

Sorti de la fossette sus-olivaire, le nerf facial se porte
en haut, en avant et en dehors vers le conduit auditif
interne où il s'engage avec le nerf auditif et le nerf de
Wrisberg, pour parcourir un trajet assez long au travers
de l'os temporal, d'où le nom de paralysies intra-temporales donné aux troubles symptomatiques ayant pour
origine une lésion sise entre l'orifice du conduit auditif
interne et le trou stylo-mastoïdien. On se rappelle que le
nerf auditif correspond à la partie inférieure et postérieure,
et est étalé en forme de gouttière destinée à loger une
partie de la circonférence du facial. Arrivés au fond du
conduit auditif interne ces trois nerfs se séparent, le facial
et le nerf de Wrisberg se portent un peu en avant et pénè-
trent dans l'aqueduc de Fallope ; après un trajet de 4 à 5
millimètres perpendiculaire à l'axe du rocher, ils présentent un ganglion, ganglion géniculé, dans lequel se perd le
nerf de Wrisberg. Après avoir émis le grand nerf pétreux superficiel, le petit nerf pétreux superficiel et le nerf
du muscle de l'étrier, le facial s'infléchit et se recourbe

ensuite de nouveau pour se diriger vers le trou stylo-mastoïdien. Avant d'en sortir, il émet encore la corde du tympan, et après une nouvelle inflexion, il gagne obliquement en avant et en bas le bord parotidien de la mâchoire où le nerf qui, jusqu'alors, a formé un seul cordon, se ramifie en deux branches principales qui elles-mêmes donnent des rameaux : ces branches prennent une direction essentiellement différente, une ascendante fournit les rameaux supérieurs, l'autre descendante les rameaux inférieurs ou cervico-faciaux.

La branche ascendante va innerver les muscles auriculaires supérieur et inférieur, le frontal, le sourcilier et l'orbiculaire palpébral ; elle émet aussi quelques filets buccaux et fournit des branches nerveuses aux muscles zygomatiques, élévateurs de la lèvre supérieure, myrtiforme, canin et pyramidal.

La branche cervico-faciale innerve le buccinateur, l'orbiculaire des lèvres, le triangulaire des lèvres, le carré du menton, et le peaucier du cou.

Quant aux origines *réelles* du facial, il faut les poursuivre dans le bulbe où elles sont bien connues depuis les recherches de Vulpian, Stilling, Lockart Clarke, auxquelles nous devons ajouter les travaux plus récents de Meynert, de Pierret et de M. Duval, auxquelles il faut joindre enfin les mémoires de MM. Gubler et Millard sur l'hémiplégie alterne, mémoires qui ont confirmé de tous points les connaissances physiologiques que nous devons à M. Vulpian sur la décussation du facial.

Nous rappellerons que dans le bulbe les fibres du facial émergent de deux noyaux : l'un, le plus anciennement connu (noyau supérieur), commun avec le nerf moteur oculaire externe, est situé sur le plancher du quatrième ventricule, un peu en dehors de la ligne médiane, un peu en avant de la ligne transversale qui réunit les angles latéraux du losange bulbaire, il correspond au bord inférieur de la protubérance.

Le noyau inférieur, mis principalement en lumière par les travaux de Duchenne (de Boulogne) sur la paralysie labio-glosso-laryngée, se trouve situé plus bas, sur le côté du raphé médian, entre les noyaux de l'hypoglosse et du spinal, ce qui, pour le dire en passant, explique bien l'altération simultanée des trois nerfs dans le syndrome clinique paralysie labio-glosso-laryngée : ce noyau constitue, d'après M. Pierret, l'origine commune des branches inférieures du facial et du nerf masticateur.

On sait que les deux noyaux du même côté du facial sont réunis entre eux par le fasciculus teres, sorte de colonnette grise composée de cellules et de fibres mêlées, et aux noyaux du facial opposé par des fibres commissurales (Vulpian) destinées à assurer la synergie des mouvements de la face.

C'est jusqu'au niveau de ces noyaux bulbaires que les anatomistes ont pu *suivre* les fibres constituant le facial, c'est de ces noyaux que les anatomistes les ont *vu* naître ; en amont des noyaux, on perd la trace du facial, et, pourtant, le nerf de la septième paire, *pour une partie au moins de ses fibres*, a des rapports avec le cerveau proprement dit, puisqu'il est de connaissance classique que des lésions cérébrales peuvent donner lieu à une certaine manière d'être de l'hémiplégie faciale (hémiplégie faciale cerébrale). Les fibres intra-cérébrales du facial échappant aux dissections anatomiques nous ne possédons que des présomptions sur leur trajet et leur direction, présomptions auxquelles

les travaux provoqués par la question des localisations cérébrales ont apporté un appoint considérable.

En effet, il résulte des recherches cliniques anatomo-pathologiques, suscitées par la doctrine expérimentale des localisations cérébrales, que, quel que soit le trajet des fibres faciales dans l'hémisphère, quelles que soient leurs connexions avec les faisceaux moteurs entrant dans la constitution du grand soleil de Reil, il résulte de ces recherches, que ces fibres faciales aboutissent, en dernier ressort, à la substance corticale. Un nombre imposant de bonnes observations doublées d'autopsies bien conduites a permis de fixer sur l'écorce la position *relative* du facial d'une façon parfaitement suffisante pour les nécessités du diagnostic. L'ensemble des recherches expérimentales, l'ensemble surtout des indications cliniques et des contrôles anatomo-pathologiques permet de placer l'émergence de ces fibres du facial sur une surface correspondant au tiers inférieur des deux circonvolutions frontale et pariétale ascendantes.

Emergeant de la substance corticale les fibres du facial descendent dans l'hémisphère et le pédoncule, puis, arrivées en un point correspondant à la partie supérieure de la protubérance passent dans la moitié opposée de l'isthme, ce qui explique d'une part la production croisée de l'hémiplégie faciale dite cérébrale, et d'autre part la production de la variété de paralysie dite hémiplégie alterne (voir le schéma). Arrivées à la partie inférieure du bulbe, les fibres descendues du cerveau se fondent avec celles directement issues des noyaux, fusion démontrée par la physiologie de la portion funiculaire du nerf, car, pour ce qui est de l'anatomie, elle n'a point vu encore les conditions de fusion des fibres arrivant du cerveau avec les fibres nées sur place. Avant que cette fusion n'ait pu se produire, les fibres descendues du cerveau peuvent être lésées dans leur trajet bullaire, et, ainsi peut se trouver réalisée une paralysie portant exclusivement sur le facial inférieur, réalisation dont la clinique a fourni plusieurs exemples, quelques-uns sont rapportés par M. Hallopeau dans son remarquable travail sur les paralysies bulbaires.

Non-seulement la clinique, devançant l'anatomie, a depuis longtemps dépisté cette existence intra-cérébrale du facial, mais elle a encore donné aux physiologistes une notion précieuse, à savoir, que, alors que le facial était touché par des lésions cérébrales, il s'ensuivait des désordres paralytiques à allures spéciales, caractérisées par ce fait, que l'hémiplégie portait seulement sur les rameaux cervico-faciaux, c'est à dire sur la distribution *inférieure* du nerf.

« Cette dissection clinique de la paralysie faciale (1) prouve de la façon la plus nette qu'il n'y a point de rapports de voisinage entre le centre du facial inférieur et le centre moteur du muscle orbiculaire palpébral, sourcilier et frontal.

« A ce point de vue la clinique guide l'anatomie en lui indiquant que la fusion entre les faisceaux nerveux faciaux supérieur et inférieur ne se fait pas dans l'hémisphère, puisque, lésions corticales ou lésions centrales, quels que soient leur siége ou leur étendue. n'associent jamais, dans les troubles paralytiques, les rameaux supérieurs aux rameaux inférieurs; de plus, la manière d'être de l'hémiplégie faciale corticale permet d'affirmer qu'il n'y a pas, au point de vue anatomo-pathologique, deux hémiplégies faciales

(1) Landouzy, Hémiplégies faciales corticales, in. th. doct. Paris, 1876.

cérébrales, l'une corticale, l'autre centrale: celle-ci, dite communément cérébrale, avant que sa sœur fût née, paraît résulter simplement de ce fait, que la lésion centrale, quelle qu'elle soit, coupe en un point de son trajet le faisceau facial inférieur (hémisphérique) étendu de l'écorce au pédoncule. »

Un dernier point que nous tenons à rappeler est celui des relations des fibres constitutives du nerf facial avec les centres, relations corrélatives à leur nutrition. Les centres trophiques des fibres supérieures (cérébrales) sont dans l'hémisphère, ceux des fibres émergeant du bulbe sont représentés par les noyaux d'origine dont nous avons esquissé la description, la démonstration de ce fait nous est fournie par cette considération, que les paralysies faciales dues à des lésions interceptant les communications du nerf avec ses noyaux, s'accompagnent de perte des contractions réflexes et électriques et sont suivies d'atrophie musculaire, toutes modalités symptomatiques qu'on n'observe pas dans l'hémiplégie dite cérébrale.

A ces notions assez complètes, quoique brèves, d'anatomie et de physiologie se bornent les connaissances indispensables au pathologiste que veut pénétrer la raison des variétés si nombreuses que revêtent les troubles paralytiques faciaux et qui veut se reconnaître dans la séméiotique de l'hémiplégie faciale.

De ces prémisses anatomiques et physiologiques, il résulte que le facial, *suivant le siége des lésions*, se résoudra *en pathologie* dans les diverses modalités suivantes :

**Hémiplégie faciale**

- **funiculaire**
  - directe
  - totale
  - isolée ou associée
  - fréquemment isolée
  - avec perte de contractilité électrique
  - avec atrophie musculaire
  - **au point de vue de ses causes, du siége et de la nature des lésions**
    - intra-crânienne
      - tumeurs
      - méningite
    - intra-temporale
      - fracture du crâne
      - carie du rocher
      - lésions de l'oreille
      - rhumatismale (paralysie de Bell)
    - mastoïdienne
      - hémiplégie des nouveau-nés (forceps)
    - parotidienne
      - tumeurs de la parotide
      - interventions chirurgicales
    - sous-cutanée
      - traumatisme froid

- **bulbo-protubéran-tielle**
  - directe
  - totale
  - isolée ou associée
  - plus fréquemment associée
  - alors paralysie alterne
  - avec perte de contractilité électrique
  - avec atrophie musculaire
  - **au point de vue de ses causes**
    - tumeurs
      - intrinsèques
      - extrinsèques
    - hémorrhagie, ramollissement

- **cérébrale**
  - partielle inférieure
  - croisée
  - isolée ou associée
  - le plus souvent associée
  - intégrité { électrique / musculaire }
  - **au point de vue du siége**
    - 1° pédonculaire
      - tumeurs
      - hémorrrhagie
      - ramollissement
      - → troubles moteurs et sensitifs croisés et associés
    - 2° hémisphérique
      - tumeurs
      - hémorrhagie
      - ramollissement
      - → troubles moteurs croisés associés, plus souvent troubles moteurs du membre supérieur
    - 3° corticale
      - tumeurs
      - hémorrhagie
      - ramollissement
      - méningite
      - périencéphalite
      - → aphasie
      - → troubles moteurs croisés, variables d'étendue suivant l'étendue même de la lésion

# PREMIERE PARTIE.

## HÉMIPLÉGIE FACIALE FUNICULAIRE.

L'hémiplégie faciale funiculaire est totale, directe, isolée ou associée, le plus souvent isolée, et présente des troubles électro-musculaires que nous examinerons après avoir produit les diverses causes qui peuvent l'engendrer. Ces causes sont le froid et les lésions intra-crâniennes, intra-temporales, parotidiennes ou sous-cutanées du nerf de la 7ᵉ paire.

Cette paralysie était déjà connue de Galien et d'Hippocrate ; Arétée la décrit aussi et indique six éléments susceptibles de la produire , *vulnus, ictus, frigus, cruditas, venus, vinolentia*. Cependant son histoire ne commence guère qu'avec la découverte de Ch. Bell (1825), sur les fonctions du facial; aussi Graves a-t-il donné, avec juste raison. à cette maladie le nom de *paralysie de Bell*. Plus tard, Descot, Pichonnière, de Moutault, de Bottu-Desmortiers, publièrent des mémoires sur ce sujet, enfin Bérard l'étudia avec beaucoup de soin et publia le résultat de ses recherches dans le *Dict. de méd.* en 30 volumes. Ce fut lui qui prouva que la cause prochaine de la paralysie, dite rhumatismale, ne résidait point daus l'encéphale, mais qu'elle était bien une paralysie idiopatique. D'autres travaux cliniques sont venus successivement compléter les connaissances qu'on avait déjà sur ce sujet; nous citerons les principaux, avec le nom de leurs auteurs, dans le cours de cette étude.

Le refroidissement est de beaucoup la cause la plus commune de la paralysie faciale, qui est souvent, dans ces cas-là, qualifiée de rhumatismale. Il est fréquent de voir survenir la paralysie de Ch. Bell chez des sujets qui ont couché dans une chambre froide et humide, dans un lit voisin d'un mur encore frais, qui se sont exposés à un courant d'air vif, qui ont reçu une averse sur un côté du visage, etc. Dans tous ces cas, il semble qu'il y ait action locale directe. On admet depuis Bérard, quoique sans preuves, que dans toutes ces circonstances il y a un gonflement inflammatoire du nerf, gonflement qui siégerait, dans les cas légers, hors de l'aqueduc de Fallope, d'où compression légère ; dans les cas graves, dans l'aqueduc de Fallope, d'où une forte compression entraînant la dégénérescence du nerf. Voici un fait où cette étiologie semble bien évidente :

Obs. I. — Paralysie funiculaire droite (personnelle).

Le nommé L..., âgé de 70 ans, se présente le 20 février à la consultation demandant qu'on traite la paralysie de la face qu'il présente. Il raconte qu'au mois de décembre dernier, se trouvant sur l'impériale d'un omnibus, il a reçu en pleine figure une averse que le vent poussait dans sa direction. « L'eau, dit-il, était très-froide et me glaçait la joue droite qui était plus exposée que la gauche. »

Quelques jours après, il s'est aperçu en se levant qu'il avait de la peine à prononcer certaines lettres et qu'il avait la face paralysée du côté droit.

*Examens.* Paralysie complète à droite, œil grand ouvert. La paupière inférieure est renversée en dehors, larmoiement, déviation du nez à gauche, sillon naso-labial à peu près effacé à droite et très-prononcé à gauche ; joue flasque, pendante, commissure labiale très-fortement attirée à gauche, bouche légèrement de travers.

Le malade dit que lorsqu'il mange « il est dégoûtant », et cela

parce que sa joue et sa commissure labiale droites sont incapables
de ramener sous les dents et de maintenir dans la bouche les aliments
qui passent de leur côté et qui tombent ensuite au dehors.

L'électricité faradique est plus douloureuse à droite qu'à gauche,
mais ne provoque pas de contraction à droite.

Il existe parfois en outre des signes qu'on vient de lire
des troubles de l'odorat et du sens du goût. L'odorat est
affaibli parce que la paralysie des muscles qui entourent
l'orifice antérieur des fosses nasales rend impossible l'action de flairer. Longet n'a jamais vu les malades, la narine
saine et les yeux fermés, pouvoir distinguer l'odeur des
différentes substances qu'il leur présentait ; cependant
l'éternument qui se produirait quelquefois démontre que
la muqueuse pituitaire peut conserver sa sensibilité générale. L'aile du nez est soulevée pendant l'expiration et
s'affaise au contraire pendant l'inspiration au point quelquefois de rendre celle-ci un peu difficile. Bérard cite en
effet l'observation d'un matelot qui, ayant la narine gauche
paralysée, était obligé, quand il se couchait sur le côté
droit, de la tenir ouverte avec le doigt pour respirer librement. On sait du reste que chez les animaux, comme les
chevaux, pour lesquels ce mouvement des naseaux est
*captif* dans l'exercice de la respiration, la paralysie des
deux nerfs faciaux peut entraîner l'asphyxie.

Les troubles du sens du goût peuvent, d'après Trousseau, constituer dans certains cas le premier symptôme
de l'hémiplégie faciale *a frigore*. Il rapporte à ce propos
le fait d'un homme qui, à la suite d'un refroidissement,
trouvait à ses aliments un goût plâtré et qui le lendemain
eut une hémiplégie faciale gauche complète. Nous réser-
vant de montrer plus tard comment on doit interpréter ce
signe et quel siége on peut alors assigner à la lésion du fa-

cial, nous dirons seulement que cette altération du goût spécialement limitée aux deux tiers antérieurs de la langue, suivant exactement la marche des autres symptômes, de la paralysie faciale, survenant et disparaissant avec elle, suffira toujours pour distinguer l'altération du goût dar l'influence du facial, de celle qui pourrait dépendre d'une lésion concomitante de la cinquième paire (Troisier).

Les hémiplégies d'origine sous-cutanée reconnaissent pour cause les traumatismes accidentels ou chirurgicaux. Les symptômes sont absolument les mêmes que dans l'hémiplégie *a frigore*, sauf l'altération du goût qui n'existe jamais dans la paralysie d'origine sous-cutanée ; cette dernière peut en outre être totale ou partielle, suivant qu'une seule ou que les deux branches du nerf ont été intéressées. Mais lorsque l'orbiculaire est paralysé, quelle que soit la cause de la lésion du facial, l'ouverture constante de l'œil amène quelquefois des troubles de la conjonctive et de la cornée que l'occlusion artificielle de l'œil guérit rapidement lorsqu'ils existent.

Voici l'observation d'une malade que nous avons vue dans le service de M. Hardy, où elle était entrée pour une pneumonie :

Obs. II. — Hémiplégie faciale totale (personnelle).

En juin 1876, à la suite d'une exposition à un courant d'air, gonflement à l'angle droit de la mâchoire, avec chaleur, rougeur et vives douleurs à ce niveau.

La malade entre à l'hôpital Saint-Louis, dans le service de M. Péan qui pratique deux incisions : l'une en avant du lobule de l'oreille, un peu au-dessus de l'angle du maxillaire, de trois centimètres environ de longueur ; l'autre, oblique également et de la même étendue, partant du bord inférieur de l'os malaire et se terminant au niveau de l'apophyse coronoïde.

*Pansements à l'alcool camphré.* Exeat après 29 jours, quoique la cicatrisation fût encore loin d'être complète.

De retour chez elle, la malade s'aperçut en se mirant que sa bouche était fortement déviée à gauche et son œil droit grandement ouvert. Elle eut alors l'explication de plusieurs phénomènes qu'elle dit avoir observés immédiatement après les incisions : son œil droit«pleurait » continuellement, la mastication était impossible de ce côté et les liquides, lorsqu'elle buvait, revenaient quelquefois par cette commissure mal fermée. Ces signes ont, parait-il, légèrement diminué depuis.

*Etat actuel.* 23 ans, 1878. On constate les cicatrices des incisions faites il y a deux ans du côté droit ; la joue de ce côté est pendante, la bouche un peu déviée à gauche et en même temps attirée en haut est absolument de travers. L'œil droit est injecté ; il y a un peu de conjonctivite généralisée : épiphora abondant. Pupilles égales.

Malheureusement dans cette observation, la malade n'ayant pas voulu se laisser électriser, il nous a été impossible de constater sur les muscles l'effet de la faradisation et de la galvanisation. Il est évident que la première n'aurait pas amené de réaction, mais nous eussions voulu, pour être complet, signaler le résultat que nous aurions trouvé.

On comprend facilement que lorsqu'un nerf est rompu ou seulement fortement contusionné et profondément altéré, la paralysie en découle. Mais un fait plus curieux, c'est que la compression peut produire la paralysie sans entraîner de lésion appréciable : le pouvoir de conduction du nerf est suspendu pour un temps. Weir Mitchell a fait à ce point de vue de curieuses expériences : une pression de 18 à 20 pouces de mercure, maintenue sur un nerf pendant 15 secondes, interrompt complétement la conduction (pour les excitations volontaires et pour les excitations électriques). Quand on fait cesser cette compression, la fonction revient bientôt quoique la myéline soit complétement divisée au point comprimé. Le cylindre axe reste intact dans ces expériences, mais on comprend qu'une pression plus forte et plus prolongée puisse le diviser aussi et produire ainsi une paralysie plus tenace.

On peut rapprocher de la paralysie faciale traumatique la paralysie des nouveau-nés, signalée une des premières fois par P. Dubois et attribuée par lui à la pression du forceps sur le nerf de la septième paire, mais étudiée surtout par H. Landouzy. Cette compression est d'autant plus facile que l'apophyse mastoïde et le maxillaire inférieur sont peu développés à la naissance ; elle peut être exercée par le forceps ou plus rarement par une tumeur intra-pelvienne, par l'angle sacro-vertébral, l'ischion, etc. La paralysie peut être totale ou partielle ; le pronostic en est bénin et la durée ordinairement de quelques heures peut s'étendre jusqu'à deux mois.

Les lésions spontanées de différents ordres siégeant dans la région parotidienne peuvent aussi, par compression, produire des paralysies analogues aux paralysies traumatiques. Dans certains cas l'inflammation se propage de la parotide au facial, il en est de même du cancer et de la gangrène de cette glande assez commune, comme on sait, à la suite des fièvres éruptives. M. Tausit, en 1866, a en effet publié un cas de gangrène du nerf facial consécutive à une parotidite gangréneuse survenue, après une rougeole, chez un enfant cachectique.

Les altérations de l'oreille et l'otite en particulier constituent une cause tellement fréquente de la maladie de Ch. Bell que Deleau et Roche ont voulu en faire la cause unique. C'est là une exagération évidente, à laquelle les faits donnent du reste un formel démenti, et qui montre seulement l'importance clinique de cet élément.

Ce sont surtout les lésions de l'oreille interne qui occasionnent la paralysie funiculaire, mais les lésions de l'oreille moyenne peuvent aussi l'entraîner ; Craig prétend même avoir vu la paralysie faciale produite par l'accumulation du cérumen dans le conduit auditif externe, paralysie disparaissant et reparaissant avec le bouchon de l'oreille. Sans en contester l'authenticité, nous nous contenterons de regarder comme douteux un fait dont les rapports du facial avec le conduit auditif externe ne donnent point la raison, et nous attendrons pour admettre cette étiologie qu'on ait publié d'autres observations.

Pour les lésions de l'oreille moyenne, on admet que l'inflammation se propage au facial à travers la mince lamelle osseuse qui les sépare. La clinique permet encore, si l'inflammation est circonscrite, de préciser son siége. Lorsque le nerf est intéressé un peu au-dessus du trou stylo-mastoïdien, le rameau occipito-auriculaire se trouvera lésé, et à la paralysie des muscles de la face s'ajoutera celle des muscles de l'oreille. Ce signe sera, en général, difficile à constater parce que ces muscles sont très-peu actifs chez l'homme ; cependant Berger a observé un malade qui avait, à l'état normal, la faculté de mouvoir ses oreilles et qui la perdit lorsqu'il fut atteint de paralysie.

Un peu plus haut dans le canal de Fallope, le facial émet une autre branche bien plus importante que les autres, c'est la corde du tympan. Quand le nerf est paralysé au-dessus de cette émergence, on constate des troubles particuliers dans le goût et dans la sécrétion salivaire dont, malgré les travaux de Cl. Bernard, de Lussana, de Schiff, de Longet et de M. Duval, la physiologie pathologique n'est pas encore fixée. M. Vulpian, qui a dernièrement soumis à un nouveau contrôle expérimental les interprétations de ces auteurs, en arrive à cette conclusion que toutes les incertitudes régnant sur cette question ne sont pas complétement dissipées; on comprendra donc que nous n'insistions pas longuement sur un point de physiologie dont un tel maître déclare l'explication incertaine. Nous dirons simplement qu'on peut résumer en trois catégories les théories proposées.

La première, due à Cl. Bernard, veut que le facial ait une action directe, motrice sur l'exercice du goût.

Dans la seconde, le trijumeau est le nerf gustatif de la langue, mais ici encore surgissent des divisions parmi les physiologistes qui l'admettent. Rouget fait passer l'impression directement par le lingual et le trijumeau : Schiff, par le lingual, la corde du tympan et le grand nerf pétreux superficiel : Stich, par le lingual, la corde du tympan, la partie périphérique du facial et le trijumeau ; enfin M. Vulpian ne se prononce pas sur le trajet précis.

Dans la troisième, le goût a un nerf spécial distinct du facial et du trijumeau, dans la partie antérieure de la langue: c'est le nerf de Wrisberg d'après Lussana; le nerf de Wrisberg et le glosso-pharyngien d'après M. Duval.

Quoi qu'il en soit de ces incertitudes, il semble à peu près prouvé par l'observation clinique « que les troubles du goût apparaissent dans la paralysie du facial quand la lésion est placée assez haut au-dessus de l'origine de la corde du tympan, et ils deviennent beaucoup plus rares quand la lésion siége encore plus haut, du côté des centres. » (Grasset.) Celle-ci peut être une inflammation propagée, comme nous l'avons déjà dit, à travers la mince lamelle osseuse qui sépare l'oreille moyenne du canal de

Fallope. Il semblerait même que cette lamelle peut être repoussée quelquefois au point de comprimer le facial, comme tend à le prouver le fait publié récemment par Gruber, qui a vu une paralysie faciale guérie par la ponction de la membrane du tympan et l'issue du pus à travers la caisse. (Grasset.)

Cette compression peut tenir encore soit à des tubercules, soit à une ostéite condensante du canal que parcourt le facial. Nous en avons trouvé un exemple dans les Bulletins de la Société anatomique (1866); il est dû à M. Triquet.

Obs. III. — Ostéite de la caisse. Paralysie du facial. (Très-résumée.)

Malade âgée de 28 ans, affectée depuis plusieurs années d'un écoulement puriforme de l'oreille droite et de tuberculose pulmonaire arrivée au dernier degré. Dans les dernières semaines de sa vie, paralysie faciale totale à droite.

*Autopsie :* Destruction complète de la membrane du tympan et compression du nerf facial par une ostéité condensante. Pas de tubercules dans l'oreille et dans le rocher.

Lorsque la lésion siége encore plus haut au-dessus de l'émergence du nerf du muscle de l'étrier, mais au-dessous du ganglion géniculé, elle se traduit par tous les signes que nous venons de passer en revue, signes auxquels vient s'ajouter une hyperalgésie auditive. Tout le monde connaît l'observation devenue classique du professeur Roux, qui, parlant à l'Institut de la paralysie faciale dont il était atteint lui-même, signala un ébranlement douloureux de sa membrane du tympan par les sons un peu forts. Cette

particularité avait aussi frappé Longet. H. Landouzy, en
1850, dans un mémoire adressé à l'Académie des sciences
fixa l'attention du public médical sur ce fait, dont l'anatomie rend parfaitement compte. Seulement, d'accord avec
les auteurs français, il attribua uniquement ce phénomène
à la paralysie du muscle du marteau, et il en fit, par suite,
le signe d'une lésion siégeant sur le facial au-dessus du
ganglion géniculé. Pour nous, nous croyons avec Erb et
les auteurs allemands qu'il faut tenir compte du muscle
de l'étrier et que le symptôme peut se présenter déjà quand
la septième paire est intéressée un peu au-dessous du gan-
.glion géniculé.

Cette lésion peut reconnaître différentes causes; il a déjà
été question de l'otite, des tubercules et des altérations
osseuses du rocher, il nous reste à signaler les fractures
de cet os. Celles-ci sont loin d'être rares, et nous en avons
observé un cas dernièrement dans le service de M. Gosse-
lin. Ayant négligé d'en recueillir l'observation, nous en
rapportons une autre, due à M. Burlaud, et que nous
avons également trouvée dans les bulletins de la Société
anatomique de 1866.

Obs. IV. — Fracture du rocher. Hémiplégie limitée à la face.<br>(Résumée.)

Homme, 30 ans, fumiste. Chute d'une hauteur de 5 étages. Perte
de connaissance immédiate, transport à l'hôpital. Au bout de quelques heures il reprend ses sens.

*Examen.* Plaie peu étendue à la tête. Mouvement et sensibilité
conservés dans les membres. A la face hémiplégie droite totale, sen-
sibiité parfaite. Abondant écoulement de sang par l'oreille droite,
remplacé ensuite par un écoulement séreux.

Contusion du thorax et fracture des 5°, 6° et 7° côtes.

Deux jours après mort dans le coma.

*Autopsie.* Fracture du rocher perpendiculaire au grand axe du rocher, à un demi-centimètre en dehors du trou auditif interne, divisant l'oreille moyenne et laissant à nu les osselets de l'ouïe. Déchirure du tympan, de la dure-mère et du facial.

En remontant le tronc du facial nous arrivons au ganglion géniculé lui-même. En dehors de la branche qui, par l'intermédiaire du ganglion otique, va se rendre au muscle interne du marteau, c'est là que naît le grand nerf pétreux superficiel qui va se rendre au ganglion sphéno-palatin. Par l'intermédiaire de ces ganglions, le facial innerve les muscles du voile du palais, péristaphylin interne et palato-staphylin (ganglion de Meckel), péristaphylin externe (ganglion otique). Ces muscles relevant le voile du palais et la luette et tendant le voile du palais, leur paralysie, d'un côté, déviera la luette, rendra le voile du palais flasque et inégal et viendra témoigner de la lésion du facial *au-dessus* du ganglion géniculé. La déviation de la luette a été fréquemment constatée dans la paralysie funiculaire, cependant Debrou a voulu contester la valeur de ce signe en montrant qu'à l'état normal la luette est déjà déviée chez certains sujets. Mais Diday et d'autres observateurs ont vu la déviation de la luette, dans les cas de paralysie faciale, disparaître peu à peu en même temps qu'elle, ce qui prouvait bien la nature pathologique du phénomène et montre en même temps que, pour ne pas être d'une valeur absolue, ce signe sera néanmoins bon à constater lorsqu'on aura des doutes sur le siége de la lésion.

Dans quelques cas aussi, les deux piliers du voile du palais sont entraînés dans le même sens que la luette et présentent une courbure moins prononcée que celle de l'autre côté. On a encore noté du nasonnement ; ce sont là des variétés sans importance.

D'après l'hypothèse de Schiff, au-dessus du ganglion géniculé, les troubles du goût disparaîtraient, mais nous avons vu que ce fait a encore besoin d'être éclairci par la clinique.

Enfin le nerf facial peut être intéressé dans son trajet à la base du crâne ; on se basera sur les troubles concomitants pour arriver au diagnostic précis.

Obs. V. — Otite interne. — Hémiplégie faciale droite totale. — Méningite. — Odeur gangréneuse à l'ouverture de la cavité crânienne. — (Moutard-Martin, Société anatomique, 1875.)

X..., âgé de 13 ans, entre à 11 heures du matin salle Saint-Jean (service de M. Labric). Ses parents disent qu'il est atteint, depuis deux mois d'un écoulement de l'oreille droite, et que depuis trois jours il est beaucoup plus souffrant, pousse des cris et se plaint de crampes dans les membres inférieurs.

A son arrivée, nous constatons les symptômes suivants : Ecoulement de pus par l'oreille droite. La tête est fortement renversée en arrière, on ne la redresse qu'avec effort et en faisant pousser des cris au malade. Hémiplégie faciale droite totale, avec strabisme interne de l'œil du même côté. L'enfant répond mal anx questions ; néanmoins il accuse de vives douleurs, se plaint de voir les objets doubles, cris et délires continuels. Pas de troubles dans les membres. Mort dans la soirée.

*Autopsie* : A l'ouverture du crâne, on est impressionné par une forte odeur de gangrène. Liquide séreux dans la cavité de l'arachnoïde. Nombreuses fausses membranes au niveau du bulbe, de la protubérance et jusqu'au chiasma des nerfs optiques. Elles sont infiltrées de pus et au niveau de la protubérance, hémorrhagie dans leur épaisseur. Ventricules latéraux remplis de liquide sanieux à odeur gangréneuse. Altération de la substance cérébrale au niveau du pédoncule et de la protubérance qui est légèrement ramollie.

*Trombose du sinus latéral*. Le pus qui remplit l'oreille moyenne a fusé dans différentes directions, vers la cavité crânienne par le trou auditif interne.

La paralysie faciale est indolore, et, lorsqu'on sera en face d'un paralytique facial se plaignant de souffrir dans la région paralysée, on devra penser à une affection protubérantielle, se rappelant le fait suivant rapporté par Duchenne (de Boulogne) dans son traité de l'électrisation localisée : appelé auprès d'un malade dans un cas où l'hémiplégie faciale s'accompagnait de douleurs atroces en apparence névralgiques et de déviation de la luette, cet auteur rattacha le tout à une lésion unique agissant sur la paroi antérieure du quatrième ventricule, au-dessus du point d'entrecroisement des filets du facial ; quelques mois plus tard, une paralysie de la sixième paire se montra, et quoique la peau de la face eût perdu toute espèce de sensibilité, les douleurs (névralgiques) n'en étaient pas moins atroces. Enfin, avant la fin de l'année, une hémiplégie du côté du corps opposé à la paralysie faciale vint prouver que la lésion du quatrième ventricule s'était étendue aux filets pyramidaux de la protubérance.

Récemment cependant Webber a attiré l'attention sur la douleur qui accompagnerait la paralysie, assurant qu'on la rencontre dans plus de la moitié des cas. Elle siégerait surtout dans l'oreille, derrière l'oreille et sur le trajet du maxillaire inférieur, quelquefois elle serait plus généralisée. Il l'attribue soit à des filets de la cinquième paire, soit surtout au rameau auriculaire du pneumogastrique qui s'anastomose avec le facial.

Après avoir ainsi tâché de montrer comment on pouvait

arriver à la localisation intra-temporale des causes de la paralysie funiculaire, après avoir fait l'énumération des lésions qui peuvent l'engendrer, lésions pouvant siéger soit en dehors du rocher, soit dans l'aqueduc de Fallope, soit à la base du crâne, il nous reste à étudier l'état des muscles paralysés et tout spécialement leur état électrique. Ayant trouvé ce sujet très-bien exposé dans l'ouvrage sur les maladies du système nerveux de M. Grasset, professeur agrégé à la Faculté de Montpellier, nous avons largement puisé dans ces leçons, ne croyant pouvoir mieux faire.

Nous aurons particulièrement en vue la paralysie rhumatismale de la septième paire, dans laquelle Erb distingue trois formes : une légère, une grave et une moyenne.

1° Dans la forme légère, il n'y a aucune espèce de modification dans l'excitabilité électrique, soit galvanique, soit faradique, dans les muscles ou dans les nerfs. Tout réagit comme dans l'état sain et pendant toute la durée de la paralysie. Dans tous ces cas, le pronostic est très-favorable : ces paralysies guérissent en deux ou trois semaines, spontanément ou par n'importe quelle médication. C'est une forme essentiellement bénigne.

2° Dans le type grave, on retrouve complètement tous les phénomènes de la réaction dite de dégénérescence, ce sont : la diminution, puis l'abolition de l'excitabilité galvanique et faradique des nerfs; la perte de l'excitabilité faradique des muscles ; l'augmentation quantitative et l'altération qualitative de l'excitabilité galvanique des muscles; l'augmentation de leur excitabilité mécanique. Ces formes de paralysie rhumatismale présentent les mêmes phénomènes et la même marche que les paralysies traumatiques, ce qui fait penser qu'il doit y avoir dans ces cas les mêmes lésions. De ses études cliniques sur l'électricité Erb tire deux conclusions intéressantes : 1° partout où l'on trouve la réaction de dégénérescence, il y a des altérations anatomiques notables dans les nerfs et les muscles; 2° là où on trouve cette réaction, on a affaire à une paralysie périphérique.

Quoi qu'il en soit, le pronostic est ici essentiellement défavorable, la durée toujours assez longue, de deux, quatre, six mois et plus. Souvent encore, plusieurs années après la guérison de la paralysie, il y a une certaine lourdeur dans les mouvements, de légères contractures et des secousses musculaires.

3ᵉ Qu'on suppose maintenant tous les termes de transition entre ces deux formes extrêmes et l'on aura les formes moyennes.

Ici la réaction de dégénérescence n'est pas complète, les phénomènes musculaires sont bien ceux de cette réaction, mais l'excitabilité des nerfs ne disparaît pas entièrement; elle diminue seulement pour les deux espèces de courants. Dès la fin de la première semaine, on remarque cette diminution de l'excitabilité de nerf; il faut un plus fort courant que du côté sain pour produire la contraction minima; le même courant fait naître une contraction moindre que du côté sain, mais les choses ne dépassent pas ce degré, et tout revient ensuite à l'état normal. Malgré cela, dans le cours de la deuxième ou, plus rarement, de la troisième semaine, les muscles présentent les anomalies de contraction décrites, et, à ce moment, le nerf n'étant plus malade, le contraste est très-net entre l'excitation directe ou indirecte du muscle. L'excitation directe donne une contraction lente et soutenue; la secousse par pôle positif à la fermeture est plus forte que la secousse par pôle négatif à la fermeture aussi. L'excitation indirecte (par le nerf) donne une contraction courte, instantanée, et la secousse par pôle négatif à la fermeture est plus forte que la secousse par pôle positif à la fermeture.

Le pronostic est, en général, favorable. Ces paralysies guérissent en quatre ou cinq semaines, et la motilité peut revenir bien avant que les phénomènes musculaires décrits aient tous disparu.

Cette classification des paralysies rhumatismales est très-intéressante, malheureusement il n'y a pas de règle sans exception, et Brenner a cité deux faits qui, n'étant pas en rapport avec l'étude que nous venons de faire, viennent infirmer la règle qu'avait voulu établir Erb. Dans le premier, il s'agit d'un cas léger guéri en peu de temps et qui présenta néanmoins le deuxième jour une diminution de l'excitabilité galvanique et faradique, qui fut de peu de durée. Le second se rapporte à un cas qui avait les apparences d'une forme grave avec réaction de dégénérescence complète et dont la guérison ne se fit attendre que six semaines.

Les paralysies traumatiques présentent, en général, la réaction de dégénérescence typique. Pour les paralysies par compression, cela dépend de l'intensité de celle-ci ; quand elle est grave, il y a réaction de dégénérescence ; quand elle est légère, il n'y a absolument rien.

Onimus a signalé un fait intéressant qui permettrait de distinguer les paralysies traumatiques des paralysies rhumatismales. C'est l'apparition beaucoup plus rapide des phénomènes électriques dans les paralysies rhumatismales que dans les paralysies traumatiques. Ainsi, il cite des faits où ces signes apparurent dès les premiers jours, surtout le troisième jour, dans des paralysies rhumatismales, tandis qu'ils n'apparaissent pas avant le vingt-deuxième dans les hémiplégies de cause traumatique. Cela viendrait de ce que le froid agit directement sur la terminaison intra-musculaire des nerfs, tandis que le traumatisme, agissant sur le tronc nerveux, n'influence que plus tard les extrémités. (Grasset.)

Les réactions électriques indiquées se retrouvent dans toutes les paralysies faciales périphériques, même quand elles dépendent d'une cause intra-crânienne. Rosenthal a cité plusieurs observations intéressantes dans lesquelles cette réaction avait permis de diagnostiquer l'origine extra-cérébrale, quoique intra-crânienne, de certaines paralysies produites par des tumeurs de la base du cerveau par exemple. C'est ainsi que l'excitabilité électrique après avoir été d'un grand secours pour établir le diagnostic sert à porter un pronostic ; nous verrons plus tard que l'électricité est le moyen de traitement le plus efficace.

# DEUXIÈME PARTIE

## HÉMIPLÉGIES FACIALES TOTALES BULBO-PROTUBÉRANTIELLES

Dans les hémiplégies de cause bulbo-protubérantielle,
la face est paralysée du côté opposé aux membres, nous
en donnerons plus loin la raison; c'est à cette espèce
d'hémiplégie que M. Gubler a attaché le nom de paralysie
alterne. Lorsque la lésion intéresse les faisceaux du facial
dans le bulbe, l'hémiplégie de la face est totale, directe et
s'accompagne de troubles électro-musculaires. Celle-ci
reconnaît pour cause soit une lésion en foyer, soit une
tumeur. Voici la relation résumée d'un fait de ce genre
observé par M. Landouzy et déjà publié dans la thèse de
M. Delfau.

Obs. VI. — Tumeur de la protubérance. — Landouzy. — (Résumé.

L. Albert, 34 ans, entre chez M. Constantin Paul, à l'hôpital Saint-
Antoine, pour une hémiplégie faciale droite.

Jamais d'affection vénérienne, pleurésie gauche à 19 ans.

Souffrant depuis 18 mois, son malaise a débuté par des douleurs
vives descendant des hypochondres vers le pubis et qualifiées, par son
médecin, de coliques néphrétiques.

*Examen le 6 juin.* Scrofulide sur le bord radial de l'avant-bras gauche. Depuis le mois de janvier L... prétend se sentir faible, maigrir
et souffrir fréquemment de petits accès fébriles vespérins. Diminution
rapide des forces.

Dans la première quinzaine de mai, L... s'aperçoit le matin en se rasant qu'il a la figure fortement tirée à gauche. Dans les premiers jours de juin fourmillements dans la main gauche et faiblesse du membre allant en augmentant, ce qui décide le malade à entrer à l'hôpital. Faradisation de la face douloureuse pour le côté droit, donne quelques contractions des muscles dans la partie inférieure de la face et de l'orbiculaire, mais ne produit rien à droite sur le front. La galvanisation, le pôle négatif étant à la périphérie donne à l'ouverture et à la fermeture du courant des contractions plus manifestes et plus douloureuses du côté malade que du côté sain.

Au dynamomètre la main gauche marque vingt, la droite soixante. Pas de phénomènes subjectifs et objectifs. Anesthésie du membre supérieur, rien au membre inférieur gauche.

Cystite. Rien d'anormal dans les urines. Signes de tuberculose au premier degré au sommet du poumon droit.

Diagnostic : Tumeur de la protubérance. Quant à la nature de la tumeur, elle doit être tuberculeuse, étant donnés ces faits : qu'il n'y a pas d'antécédents vénériens, qu'il y a sur l'avant-bras des traces de scrofule et qu'enfin les sommets des poumons sont très-suspects.

2 juillet. Affaiblissement progressif. Le membre gauche a rencontré presque toute sa force, la sensibilité aux contacts a paru, mais fait défaut à la température.

Mort le 4 juillet.

*Autopsie.* A l'ouverture du crâne, on trouve un peu d'œdème de la base. L'examen complet de l'encéphale ne montre qu'un tubercule du volume d'un noyau de cerise, ferme à sa périphérie, plus mou à son centre, de couleur pistache, occupant la partie droite du bulbe, dans un point intermédiaire au bulbe et au bord inférieur de la protubérance.

Les lésions en foyer sont rares dans ces régions ; nous avons cependant été assez heureux pour en observer un cas dans le service de M. Hardy ; nous en publions l'observation un peu résumée et nous la faisons suivre de quelques remarques.

Augé.                                                                        3

Obs. VII. — Hémiplégie faciale gauche totale. — Troubles moteurs dans les membres. — Troubles cérébraux. — Athérome artériel généralisé. — Hémiplégie alterne par ischémie de la partie inférieure gauche de la protubérance ??

La nommée Lallement (Françoise) entre le 8 juin à la Charité, salle Sainte-Anne, service de M. Hardy.

Il y a huit jours, L... se trouve subitement prise dans la rue d'étourdissement et de faiblesse tels qu'elle serait tombée si on ne l'eût soutenue. On la fit entrer chez un pharmacien, puis on la ramena chez elle en voiture, car elle ne pouvait marcher, une jambe (on ne peut savoir laquelle) traînait plus que l'autre, en même temps le bras droit était faible, malhabile.

Arrivée chez elle, L... fut couchée, resta anéantie pendant quatre ou cinq heures, puis revenue à elle, elle aurait remarqué une faiblesse notable dans les membres droits, et en même temps que « les traits étaient tirés à droite, la bouche de travers, entraînée vers la droite, l'œil gauche grand ouvert. » Le dire de la malade est loin d'être affirmatif, et d'après une autre version l'hémiplégie faciale n'aurait été constatée que le lendemain de l'attaque.

Quoi qu'il en soit, au début, rien de notable n'est survenu depuis le 3 juin, jour de l'attaque, jusqu'au 8 juin, époque où la malade est apportée à l'hôpital.

*Etat le 8 juin.* Obnubilation cérébrale considérable. Pas de trouble de la sensibilité générale ou sensorielle. Parésie, malhabileté des membres droits.

Hémiplégie faciale gauche totale et complète, les paupières largement ouvertes laissent voir la conjonctive vivement injectée. Epiphora. Lobule du nez légèrement entraîné à droite.

Pas de déviation de la langue et de la luette; pas de trouble de l'ouïe. La faradisation de la face est douloureuse, mais n'occasionne pas de contraction musculaire.

Vue normale à gauche; à droite cataracte.

Poumons, reins et appareils digestifs, normaux.

*Cœur* : hypertrophié, rien à la pointe. *A la base* bruit parcheminé en rapport avec l'athérome de l'aorte. Dilatation énorme du grand sinus aortique, athérome des artères humérales, radiales et crurales; inégalité des pouls radiaux droit et gauche.


*Remarques.* En présence d'une paralysie faciale se présentant avec le caractère d'une hémiplégie périphérique, on a à se demander :

1° Si cette hémiplégie ne serait pas une hémiplégie *a frigore* survenue chez la malade à la faveur de l'état d'obtusion cérébrale dans lequel on l'avait ramenée chez elle, état qui ne lui avait pas permis de se défendre contre des conditions de refroidissement qui aurait amené une paralysie de Bell. conditions qui auraient pu échapper complétement à son attention et à son souvenir.

2° Si, au contraire, on n'avait pas affaire à une paralysie faciale relevant des mêmes causes, des mêmes lésions que les troubles intellectuels et moteurs dont aurait souffert la malade avant d'être frappée de son hémiplégie faciale. Etant donné que la malade a présenté des troubles moteurs des membres droits et une hémiplégie faciale gauche ayant tous les caractères d'une paralysie bulbo-protubérantielle, on peut admettre qu'une lésion de la partie inférieure de la protubérance gauche a produit des troubles tels qu'ils ont intéressé le facial gauche, tandis qu'ils ont intéressé les faisceaux nerveux destinés (après leur entrecroisement au niveau du collet du bulbe) aux membres droits. Nous nous rangeons volontiers à ce dernier diagnostic, à cause de l'intensité dés troubles cérébraux, qui témoignent d'une mauvaise circulation dépendante de ses lésions athéromateuses : pour que celles-ci expliquent à la fois les troubles moteurs droits et l'hémiplégie faciale gauche, il suffit d'admettre que l'athérome qui a commandé des tromboses et consécutivement de l'ischémie cérébrale siége au niveau de l'artère cérébelleuse postéro-inférieure, laquelle, comme on sait, irrigue la partie inférieure de la protubérance, point au-dessus duquel s'est fait l'entrecroisement des faisceaux nerveux destinés à la moelle.

# TROISIÈME PARTIE.

## HÉMIPLÉGIE FACIALE CÉRÉBRALE.

### § I<sup>er</sup>. — *Hémiplégie faciale pédonculaire.*

Dans le pédoncule, les îlets nerveux qui vont constituer le facial inférieur seront d'autant plus facilement
lésés que celui-ci est, comme chacun sait, divisé en deux
couches : l'une antérieure motrice, l'autre postérieure
sensitive. Une lésion qui intéressera les filets moteurs
atteindra donc, pour peu qu'elle soit étendue, les fibres
du facial venant de la couche corticale et se rendant au
bulbe ; celles-ci traduiront leur lésion par une hémiplégie
inférieure qui aura tous les attributs de l'hémiplégie cérébrale, c'est à-dire qu'elle sera croisée, que les muscles
conserveront l'excitabilité électro-musculaire et ne seront
pas frappés d'atrophie.

Le siege pédonculaire de la lésion sera reconnu à l'association de l'hémiplégie faciale avec la paralysie des membres du même côté, avec des troubles parétiques possibles
dans le domaine de la troisième paire, ou dans celui de la
sixième paire, et enfin parfois avec des phénomènes de
méningite basilaire. Quelquefois cependant l'hémiplégie
faciale existe seule, et alors le diagnostic est entouré de
difficultés qui nous paraissent presque insurmontables.

Témoin le fait suivant, que nous trouvons dans les Bulletins de la Société anatomique (1866), rapporté par M. Causit.

Obs. VIII. — Tubercule pédonculaire. — Tuberculisation pulmonaire.

La nommée Boichelot, 2 ans, entre le 12 mars à l'hôpital. Malade depuis un mois, elle a eu des convulsions presque tous les jours et a cessé de marcher. Pas de vomissements, pas de diarrhée.

13 mars. Enfant bien constituée, dentition régulière, se tient assise sur son lit. Pupille droite plus rétrécie que la gauche, légère hémiplégie faciale inférieure droite. Pleurs faciles, de temps en temps depuis son entrée légers mouvements convulsifs dans les membres.

*Traitement.* Huile de foie de morue. Iodure de potassium.

12 avril. Dépérissement progressif. Mort. Elle n'a pas eu de convulsions depuis son entrée.

*Autopsie.* Injection des méninges; ventricules latéraux distendus par de la sérosité. A l'origine des pédoncules cérébraux, au devant de la protubérance, légèrement à droite, tubercule de la grosseur d'une noisette, jaunâtre, ramolli sur certains points. Poumons farcis de tubercules.

Dans ce cas, en effet, on ne pouvait arriver au diagnostic que par exclusion, et nous ignorons même jusqu'à quel point on eût pu le soutenir si l'enfant n'avait pas été en puissance de diathèse tuberculeuse, comme le prouvaient les lésions avancées du poumon et si l'absence même de phénomènes concomitants en avait permis un autre. D'autant plus que les lésions du pédoncule sont en tout semblables aux lésions limitées à l'étage supérieur de la protubérance et que, dans les unes comme dans les autres, les troubles sensitifs sont loin d'être rares. Nous avons

cependant indiqué, en parlant de l'hémiplégie faciale protubérantielle, des caractères qui permettent encore de
localiser la lésion ; mais, lorsqu'ils viennent à manquer,
le doute a pleinement sa raison d'être.

L'hémiplégie faciale engendrée par une lésion de la protubérance peut être inférieure (portant sur la branche cervico-faciale du nerf) ou inféro-supérieure (portant sur
toutes les branches du facial) suivant que celle-ci siége au-
dessus ou au-dessous de la réunion des deux faisceaux
nerveux, qui constituent la septième paire. Dans le premier cas la paralysie est croisée, c'est-à-dire qu'elle se
trouve située du côté opposé à celui que la lésion occupe
dans la protubérance et elle se trouve du même côté que la
paralysie des membres ; dans le second cas elle est directe
pour la face, mais elle demeure croisée pour les membres,
parce que le nerf facial est intéressé dans une partie du
mésocéphale qui correspond au côté de la face auquel il se
distribue, tandis que les faisceaux cérébro-médullaires,
compromis en même temps que lui, se trouvent encore en
ce point du côté opposé aux membres qu'ils doivent ani-
mer. Dans la première enfin le nerf facial conserve son excitabilité, tandis que dans la seconde il la perd rapidement
et s'altère comme la partie périphérique d'un nerf coupé.
Nous avons étudié cette dernière, sous le nom d'hémiplégie
faciale protubérantielle, nous allons maintenant nous occu-
per de la première que nous rattachons à l'hémiplégie pédonculaire : ces deux paralysies en effet présentent à peu
près les mêmes signes et les mêmes causes ; nous verrons
cependant qu'il est encore dans ce cas ordinairement possible de localiser la lésion.

Les hémiplégies faciales dues à une lésion de la protubé·
rance située au-dessus de l'entre-croisement des fibres du
facial présentent, nous l'avons déjà dit, les mêmes caractères que les paralysies pédonculaires, et les troubles de la
sensibilité, quand il en existe, sont absolument les mêmes.
L'étiologie peut être la même, mais ici encore l'hémorrhagie
est la plus rare de toutes les causes. M. Desnos a cependant, en 1870, communiqué à la Société médicale des hôpitaux un cas de ce genre ; nous le rapportons sans l'en-
tourer de tous les commentaires dont l'a enrichi l'auteur,
nous ne prendrons que ceux qui ont trait à notre sujet.

Obs. IX. — Hémorrrhagie de la protubérance (Desnos).

Examinée le jour de son entrée dans les salles de M. Desnos, la
malade raconte que la veille elle a été prise d'une perte de connaissance et que, lorsqu'elle est revenue à elle, au bout de quelques
heures, elle était paralysée. On constate, en effet, une paralysie complète du mouvement dans les membres supérieurs et inférieurs du
côté droit, ainsi qu'une paralysie de la face dans le même sens. En
outre, la tête, légèrement inclinée sur l'épaule droite, est déviée de
telle façon que le menton regarde vers l'épaule du même côté, les
yeux étaient également déviés vers la droite. Il est difficile de redres-
ser la tête qui reprend, aussitôt qu'on l'abandonne à elle-même, sa
position première, et la volonté de la malade est impuissante à
donner à son angle optique la direction normale.

La sensibilité est *émoussée* dans ses divers modes dans les parties
paralysées. Cette femme vécut encore quinze jours ; après ce temps
elle fut tuée par une hémorrhagie formidable du rein droit et à l'autopsie on trouva, outre une dégénérescence généralisée du système
artériel de l'encéphale, une hémorrhagie de l'étage moyen du lobe
gauche de la protubérance.

« Ce fait, dit M. Desnos, et ceux de M. Prévost, me paraissent permettre d'établir que, lorsque la rotation de la

tête et la déviation conjuguée des yeux ont lieu du côté opposé à la paralysie, il s'agit d'une lésion des hémisphères ; que si, au contraire, *elles se produisent du même côté que l'hémiplégie, elles indiquent une lésion d'une partie constituante de l'isthme encéphalique.* »

Malheureusement ce symptôme n'existe pas toujours et nous n'avons pu le trouver noté dans une observation d'hémorrhagie protubérantielle relatée par M. Rendu et présentée, en 1875, à la Société anatomique.

Dans les cas de tumeur siégeant dans cette région, l'hémiplégie faciale est accompagnée de symptômes divers dus à la gêne qu'éprouvent les noyaux moteurs et sensitifs agglomérés dans cette région. M. Marot a présenté, en 1875, à la Société anatomique un fait très-détaillé de ce genre ; nous allons le résumer :

Obs. X. — Tumeur de la protubérance annulaire. — Hémiplégie et hémianesthésie, par M. Marot, interne, Soc. anat., 1875.

L... (Madeleine), âgée de 4 ans, entre le 1ᵒʳ janvier 1875 dans le service de M. Cusco à l'Hôtel-Dieu. Déchéance intellectuelle, depuis trois mois. Abcès froid derrière le grand pectoral gauche. Incurvation de la colonne vertébrale, vestige d'un mal de Pott.

Peu après son entrée à l'hôpital elle accuse des troubles du côté des yeux et des oreilles (diplopie et surdité passagères) augmentant progressivement d'intensité, et plus marqués à droite, en même temps qu'une céphalalgie frontale et temporale intense. Plus tard, apparition de vertiges subits ; la malade a des nausées et quelques vomissements ; ces différents troubles ne persistent pas. Quelques temps après on remarque une déviation de l'œil droit en dedans. On pense à la syphilis, mais rien ne vient confirmer cette idée.

Pas de signes de tuberculose pulmonaire et cependant la malade s'affaiblit de jour en jour sans cause connue.

Vers la fin de décembre apparition d'une parésie faciale inférieure gauche et des membres du même côté.

En janvier la paralysie augmente dans les membres et reste la même dans la face, la malade se plaint de perdre ses membres gauches dans le lit et de ne plus sentir sa joue gauche avec la main du même côté. Anesthésie complète dans la moitié gauche du corps, mais en revanche la malade se plaint d'élancements douloureux qui, partis de la racine des membres de ce côté, s'irradient vers la main et le pied.

Sensibilité spéciale conservée, les organes des sens sont intacts.

La paralysie de la sixième paire droite s'accentue de plus en plus.

A la fin de février, la céphalalgie devient occipitale, les mouvements de latéralité de la tête sont douloureux. Quelques vertiges de temps en temps.

Le 5 mars, ptose de la paupière supérieure droite, collapsus et mort le 10 mars.

*Autopsie.* Deux tumeurs régulières dans la substance nerveuse; l'une peu volumineuse, située superficiellement sous la face convexe de l'hémisphère droit, n'a certainement donné lieu à aucun des troubles observés; l'autre plus considérable, placée dans la moitié droite de la protubérance, fait saillie dans le quatrième ventricule et se trouve située au devant du pédoncule cérébelleux inférieur, qui est intact à gauche, tandis que le droit est comprimé par la tumeur.

Le pédoncule cérébral droit est presque entièrement ramolli et rosé depuis la protubérance jusqu'au voisinage de la couche optique qui est parfaitement saine.

Dans l'épaisseur de la couche corticale, à la partie inférieure de la circonvolution qui borde en arrière la scissure de Rolando, et dans son épaisseur se trouve la seconde tumeur qui est du volume d'un gros pois. Elles sont toutes les deux de nature tuberculeuse.

Cette observation très-complète au point de vue de la relation des symptômes laisse cependant à désirer sur un point; il reste regrettable en effet que les antécédents héréditaires de la malade n'aient pu être notés (on doit probablement imputer le fait à la déchéance intellectuelle qu'elle présentait à son entrée à l'hôpital), car la marche lente des accidents, leur apparition progressive devaient faire penser à une tumeur que l'absence d'une syphilis antérieure jointe aux traces de scrofule devait peut-être faire croire de nature tuberculeuse, et la certitude du diagnostic eût été à peu près complète si l'on eût eu des renseignements favorables. Quand au siége de la lésion, l'association de l'hémianesthésie gauche et des troubles de la vue et de l'ouïe à droite avec la paralysie de la sixième paire droite devait le faire placer dans la partie supérieure de la protubérance, et empiétant assez sur le pédoncule pour faire sentir son influence sur la capsule interne qui, on le sait, en dehors de l'hystérie et du saturnisme chronique commande à tous ces troubles.

### § II. — *Hémiplégie faciale hémisphérique.*

Nous appellerons hémiplégies faciales hémisphériques celles qui sont causées par les lésions des faisceaux intra-hémisphériques, irradiés de la substance corticale aux pédoncules, lésions occupant le centre ovale. Ces hémiplégies peuvent être causées par une tumeur, par une hémorrhagie ou un ramollissement. Comme celles que nous venons d'étudier, elles sont croisées, inférieures et associées; celles-ci sont le plus souvent associées à des troubles moteurs du membre supérieur.

M. Pitres, qui a étudié d'une manière spéciale les lésions du centre ovale, propose, pour mettre à découvert les différents faisceaux qui entrent dans sa composition, de lui faire subir quatre coupes successives parallèles au sillon de Rolando et passant : la première au niveaux des pieds des circonvolutions frontales (coupe pédiculo-frontale), la deuxième sur la circonvolution frontale ascendante (coupe frontale), la troisième sur la circonvolution pariétale ascendante (coupe pariétale) et la quatrième sur le pied des lobules pariétaux (coupe pédiculo-frontale). Dans tout ce qui va suivre nous nous inspirerons surtout des savantes recherches de cet auteur.

Toutes les lésions du centre ovale sont loin de présenter la même gravité, et tout d'abord celles qui siégent en avant de la coupe pédiculo-frontale, c'est-à-dire dans les lobes préfrontaux, ne s'accompagnent pas de troubles moteurs à moins toutefois que par leur volume elles ne compriment ou qu'elles n'irritent les faisceaux moteurs voisins. Ceci se trouvant en dehors du cadre que nous nous sommes tracé, nous n'insisterons pas et rangeant dans la même catégorie les lésions des faisceaux occipitaux et sphénoïdaux du centre ovale, nous passons de suite à l'étude des phénomènes engendrés par les lésions des faisceaux fronto-pariétaux.

« Les lésions destructives un peu étendues des faisceaux médullaires de cette région déterminent constamment une paralysie croisée persistante, souvent accompagnée, au début, de contracture primitive et plus tard de contracture secondaire. Elles peuvent aussi donner lieu à des convulsions épileptiformes, semblables à celles qui résultent quelquefois des lésions de la zone motrice corticale (épilepsie partielle) et à de l'aphasie. » (Pitres, Recherches sur les lésions du centre ovale, 1877.)

L'hémorrhagie est la cause la plus commune des hémiplégies fasciculaires. Le début est en général brusque, le sujet est frappé d'apoplexie, la tête et les yeux sont déviés du côté de la lésion, les membres du côté paralysé jouissent d'une température plus élevée que ceux du côté opposé, etc ; puis tous ces troubles cessent et il ne reste plus que la paralysie de la face et des membres qui peut disparaître ou au contraire être remplacée par la contracture. Il ne faut cependant pas croire que la question du siége soit inutile à connaître dans la marche de l'hémorrhagie cérébrale ; on sait en effet, depuis les recherches de M. Charcot, que les lésions limitées à la substance grise des masses cérébrales, à savoir: le noyau lenticulaire, le noyau caudé et enfin la couche optique, ne produisent pas de sclérose consécutive. Voici un fait dont nous avons été témoin, et dans lequel la réparation a été rapide et presque complète.

Obs. XI. — Hémorrhagie cérébrale (capsule externe). — Hémiplégie gauche de la face et des membres. — Déviation de la face et conjuguée des yeux à droite. (Personnelle.)

La nommée T... (Joséphine), 33 ans, couturière, est apportée à l'hôpital, le 6 février, salle Sainte-Anne, service de M. Hardy, à la Charité, trois jours après l'accident.

*Antécédents. Héréditaires*, négatifs ; *personnels* : Pneumonie en 1861, pleurésie en 1876. Elle est sujette à des migraines périodiques, depuis l'âge de 13 ans, revenant tous les quinze jours environ, s'accompagnant de vomissements, photophobie et coliques, et d'autant plus intenses qu'elles étaient plus longtemps sans revenir.

Le 2 février, après avoir souffert d'une violente douleur à l'épigastre toute la journée, la malade se couche à son heure habituelle et passe une bonne nuit.

Au réveil, le lendemain, la douleur persistait; T... déjeuna néanmoins, mais aussitôt après elle fut prise de sueurs froides, de céphalalgie et de malaise. Cet état dura jusqu'à 7 heures, moment où elle se coucha; ne pouvant dormir et prise d'envies de vomir, elle se lève pour vomir et à ce moment elle est prise de faiblesse et se laisse tomber. Elle essaye de se relever, ne peut y réussir et perd connaissance. On la relève froide ; le médecin est appelé qui prescrit des sangsues derrière l'oreille gauche ; la malade est dans le coma. Enfin elle est apportée à l'hôpital, où nous la trouvons dans l'état suivant :

Décubitus dorsal, déviation conjuguée des yeux et de la tête à droite, légère contraction du sterno-cléido-mastoïdien droit : joue gauche flasque, commissure labiale fortement déviée à droite, membres gauches dans la résolution complète. On parvient à retirer la malade du coma en la secouant et la pressant de questions, mais elle bredouille et se fait à peine comprendre. Pas de déviation de la langue. Constipation, rétention d'urine.

*Traitement.* 4 ventouses scarifiées à la nuque, lavement purgatif.

11 février. Même position de la malade dans son lit. Disparition de la torpeur intellectuelle, mais grande tendance au sommeil. Légers mouvements dans le bras et la jambe gauches ; hémiplégie faciale toujours aussi prononcée. Retard et perversion de la sensibilité. La rétention d'urine et la constipation persistent.

Le 12. Selle dans la matinée. Disparition du décubitus dorsal et de la contracture du sterno-cléido-mastoïdien.

Le 16. Plus de rétention d'urine. Mouvements à peu près revenus dans la jambe gauche que la malade peut soulever et tenir en l'air.

Quelques mouvements dans les doigts et dans le bras gauche qui ne peut encore quitter le lit.

Le 20. T... se plaint de douleurs dans les articulations du côté paralysé et dans le côté droit de la tête.

Le 22. La malade a repris un visage animé. La céphalalgie est moins vive, les arthralgies moins fortes. Sensibilité revenue à la normale. T... soulève un peu le bras, mais la main reste pendante.

Le 24. La malade se lève et marche un peu.

1er mars. Les membres conservent de la parésie, l'hémiplégie faciale est toujours aussi complète.

Le 10. La marche est facile. La force du bras mesure 15 au dynamomètre.

Le 16. Atrophie des membres paralysés. Adipose sous-cutanée.

17 avril. La malade demande à sortir, elle ne traîne pas du tout sa jambe, la main donne 40 au dynamomètre. L'hémiplégie faciale est toujours aussi accentuée.

L'absence de contracture et la disparition rapide de la paralysie de la jambe et du bras prouvent que l'hémorrhagie a siégé dans la capsule externe ; mais elle a comprimé au début la capsule interne puisque nous avons constaté des troubles de la sensibilité.

Le ramollissement du centre ovale a pour cause l'obstruction de l'artère sylvienne du côté du siége des lésions, et on sait que celle-ci lorsqu'elle est causée par un embolus se trouve située, dans la généralité des cas, du côté gauche. Elle engendre donc des troubles moteurs du côté droit du corps. Cette remarque n'est pas aussi vraie pour la thrombose, et voici un cas où elle s'est produite du côté droit.

Obs. XII. — Périencéphalite diffuse. — Endoartérite préexistante. — Thrombose d'un rameau de la sylvienne droite.

La nommée Q... (Louise), 52 ans, entre à la Charité, salle Sainte-Anne, service de M. Hardy, le 30 avril 1878.

Rien de particulier dans les antécédents personnels, si ce n'est des habitudes invétérées d'alcoolisme. Fille d'une aliénée, elle a eu toute sa vie des tendances à la lipémanie.

Il y a douze jours : malaise, fièvre, quelques frissons le long de la colonne vertébrale, bouffées de chaleur à la tête, sensation de froid dans la jambe gauche. Cet état dura quatre jours, cependant la malade n'en continua pas moins son train de vie habituel, enfin vendredi (cinq jours avant son entrée à l'hôpital) la malade se couche comme à son habitude. Trois heures après environ, sa jambe lui paraissant morte, elle se lève pour la dégourdir et elle se laisse tomber sans perdre un instant connaissance. Son mari la relève, tout le côté gauche est paralysé.

La paralysie de la jambe dure peu, cinq minutes, dit-elle, le bras au contraire demeure inerte.

Elle reste au lit quelques jours et enfin mardi on l'apporte à l'hôpital

*Examen* : G... a par moment des bouffées de chaleur à la face ; elle attire l'attention sur la paralysie de son bras et se plaint vivement du mauvais vouloir de son mari qu'elle accuse d'avarice, d'ingratitude, etc.

Légère paralysie de la face à gauche, observée surtout lorsque la malade parle, car la commissure labiale est alors fortement entraînée à droite.

Le bras est fléchi à angle droit, mais il n'y a pas de contracture, la paralysie semble seulement porter de préférence sur les extenseurs. La malade peut soulever le bras, mais la main reste pendante.

Parésie du membre inférieur, marche à peine possible.

La parole est embarrassée, pâteuse.

Affaiblissement de la mémoire ; insomnie complète, et délire persistant.

Bruits du cœur rudes à la base ; athérome des artères.

13 mai. Amélioration très-marquée, marche un peu incertaine, mais c'est à peine si la malade traîne le pied.

La faiblesse de la main persiste quoique à un moindre degré ; les mouvements du bras sont possibles.

Disparition du délire.

17, 19, 27 mai. Amélioration continue et progressive du bras. Légère roideur dans l'articulation du coude ; arthralgie légère du coude et de l'épaule.

7 juin. La malade demande son exeat ; elle ne peut encore porter le bras sur la tête, la main donne 15 au dynamomètre.


Nous avons déjà vu que quelquefois le ramollissement du centre ovale n'occasionne pas de paralysie et nous avons eu soin d'indiquer quel était alors son siége ; d'autres fois au contraire il n'entraîne que la paralysie de la face. Duchenne en rapporte deux cas ; à l'autopsie des malades il trouva un ramollissement d'un point de la grande paroi du ventricule latéral.

Il est assez rare dans ces cas de ramollissement de rencontrer de l'aphasie, M. Pitres a cependant rapporté l'ob-

servation d'une femme hémiplégique et aphasique pendant
sa vie et à l'autopsie de laquelle on trouva un ramollissement du centre ovale ayant profondément altéré la substance blanche du lobe pariétal et s'étendant dans le pied
de la troisième circonvolution frontale. La substance corticale et la substance grise des noyaux centraux étaient
parfaitement saines.

### § III. — *Hémiplégie faciale corticale.*

Les auteurs classiques qui étudient les paralysies faciales ne visent pas les lésions de l'écorce (comment l'au-
raient-ils pu ? les centres faciaux n'étaient pas nés), et,
faisant allusion aux cas d'hémiplégie faciale publiés par
Duplay (fait rare dont l'interprétation anatomo-pathologique paraît fort difficile), écrivent simplement que la paralysie faciale a été observée à la suite de lésions hémisphériques très-limitées. M. Jaccoud, M. H. Gintrac disent,
avec tous les auteurs, la paralysie de la face rare (par rapport aux lésions de la protubérance, des pédoncules cérébraux et des corps striés) dans les altérations bornées aux
hémisphères, ce que M. Jaccoud explique, logiquement, par
ce fait que le volume du faisceau cérébral du nerf, étendu
du bulbe à la couche corticale, dans l'hémisphère, n'est
rien comparativement à la masse de tissu qui le renferme.

La connaissance de l'hémiplégie faciale corticale en effet
est de date toute récente ; son histoire commence avec les
recherches expérimentales sur les localisations cérébrales
et les études cliniques provoquées par celles-ci : elle forme
un chapitre original de la thèse de M. Landouzy, qui l'a
surtout étudiée dans ses rapports avec la méningite tuber-

culeuse, qui a montré les conditions anatomo-palhologiques de son apparition, a donné les raisons de son association habituelle aux paralysies brachiales, a fait voir enfin
l'importance qu'elle devait avoir pour la prognose. des lésions méningo-encéphalitiques à marche extensive. Depuis,
MM. Charcot et Pitres l'ont étudiée dans leur mémoire sur
les localisations cérébrales *publié dans la Revue mensuelle
de médecine et de chirurgie* (n<sup>os</sup> 1, 2, 3, 5 et 6 1877); Hervey
et Vernher s'en sont aussi occupés dans ses rapports avec
l'aphasie, lorsque la lésion siége à gauche.

Les hémiplégies faciales corticales se traduisent par la
parlaysie croisée de la moitié inférieure de la face ; jamais
l'orbiculaire des paupières n'est paralysé, que la face soit
prise isolément ou d'une façon associée. Elles sont d'autant
plus communes que, au point de vue anatomo-pathologique toutes les hémiplégies faciales sont cérébrales, puisqu'elles sont toutes causées par la lésion, en un point de
son trajet, du faisceau facial inférieur étendu de l'écorce
au pédoncule ; aussi ont-elles toutes les mêmes caractères.

Quoique les paralysies isolées soient précisément la
caractéristique d'une lésion corticale, celle-ci n'est jamais
assez étroite pour que la paralysie faciale existe seule ;
parmi les nombreux faits qu'il a analysés, M. Landouzy
n'a pu en effet rencontrer un seul cas dans lequel elle fût
signalée comme seul et unique trouble. Le plus souvent
elle sera associée à l'aphasie, ou à une monoplégie, ou
enfin à une hémiplégie, et nos connnaissances en topographie cérébrale donnent trop bien la raison de ces divers
groupements pour que nous ayons besoin d'insister sur ce
point et de montrer pourquoi l'*association* étendue ou res-

treinte, brusque ou progressive, est le meilleur élément de diagnostic de l'hémiplégie faciale corticale. « On comprend combien ce diagnostic seul pourra prendre de valeur pronostique : chez un tuberculeux l'apparition de la paralysie annoncera de la méningite; chez un cardiaque ou un athéromateux elle annoncera une embolie et une thrombose et permettra de prédire soit l'aphasie, soit une extension paralytique brachiale; chez un malade, en imminence de paralysie générale, elle décidera le diagnostic en marquant le travail maximum de la périencéphalite diffuse. » (Landouzy.) Dans tous les cas la lésion, quelle que soit sa nature, granulations tuberculeuses, encéphalites hémorrhagies simples ou syphilitiques, ramollissement, doit intéresser les deux circonvolutions ascendantes. L'hémiplégie faciale revêt alors des caractères et présente des symptômes qui, par leur diversité, permettent de la rattacher à ses différentes causes.

Dans le ramollissement la paralysie faciale pourra être le premier trouble moteur ou au contraire succéder à d'autres ; dans le premier cas si elle était tellement limitée qu'on pût songer à une paralysie consécutive à l'altération de la branche nerveuse elle-même, la conservation de l'excitabilité électro-musculaire viendrait toujours témoigner de la qualité cérébrale de la paralysie, mais il ne sera pas nécessaire de recourir à ce moyen car la lésion ne reste pas circonscrite, elle gagne les régions voisines et cause de l'aphasie, ou une monoplégie puis une hémiplégie. Enfin il y a dans la symptomatologie des ramollissements cérébraux, une certaine irrégularité que Cruveilhier a depuis longtemps signalée : « Nous voyons souvent, dit-il, à la Salpêtrière, des femmes qui éprouvent de temps à autre des étourdissements, la perte momentanée de la parole, et un engourdissement temporaire de telle ou telle partie du corps : on trouve à leur autopsie, une multitude de cicatrices avec perte de substance des circonvolutions... dont chacune répond probablement à une petite attaque, laquelle ne serait autre chose qu'un ramollissement très-circonscrit. » Si on joint à ces alternatives d'aggravation et de rétrocession une céphalalgie habituelle, un mélange de phénomènes d'excitation et de dépression, quelquefois une perte partielle de la mémoire (amnésie verbale) la coïncidence fréquente de la paralysie et de la contracture, enfin et surtout la marche lente de la maladie, on aura le cortége de symptômes dont s'accompagne chez les vieillards le ramollissement cérébral.

Lorsque le sujet est jeune le début est tout autre, sans aucun prodrome morbide, il est frappé subitement d'aphasie, ou de paralysie qui s'étend à la moitié de son corps. C'est en effet sur cette triade de signes, absence de prodromes, hémiplégie et apoplexie que reposera la certitude d'un diagnostic que l'état des valvules du cœur avait déjà fait prévoir. Puis de nouveaux troubles s'ajoutent à ceux qu'avait déjà engendrés l'embolie et la maladie passe dès lors par les alternatives d'amélioration et d'aggravation signalées plus haut. On en jugera par le fait suivant :

Obs. XIII. — Rhumatisme articulaire en 1875. — Trois mois après : aphasie subite, hémiplégie droite progressive sans perte de connaissance. — Disparition de l'aphasie et de l'hémiplégie au bout de cinq mois. — En 1877, aphasie subite et passagère : troubles parétiques droits revenant d'une façon progressive.—Observation due à M. Landouzy.)

Belvet, fleuriste, 22 ans, entre le 15 mars 1877 à la Charité, service de M. Hardy.

Antécédents : héréditaires, négatifs, personnels : Mentruation régulière depuis l'âge de 12 ans; à 13 ans, ictère sans cause connue ; peu de temps après, accès de tristesse, « maladie noire » lipémanie ? à 16 ans elle entre à Sainte-Anne et sort guérie après trois mois de traitement; à 20 ans, *elle fait un séjour de trois mois à Saint-Antoine pour des douleurs avec fièvre qui occupent toutes les jointures.*

Trois mois après la sortie de l'hôpital, B... étant en train de causer, *cesse tout à coup de parler*, « les paroles ne venant plus quoi qu'elle sût parfaitement ce qu'elle voulait dire ». En même temps la malade sentit *dans le bras droit seulement* un engourdissement qui persista au moins trois heures. Au bout de ce temps la bouche se dévie se tiraille un peu du côté gauche, le *membre supérieur droit devient absolument impotent*, étendu flasque le long du corps : les doigts sont fléchis dans la main. Impossibilité absolue d'exécuter le moindre mouvement.

Même état jusqu'au lendemain où la malade se rend à Necker et y est reçue. Dans la journée, B... se rendant au cabinet tombe brusquement, sans perte de connaissance, *la jambe droite manquant sous elle* ; elle essaye en vain de se relever. On la porte dans son lit. Pendant 5 *mois* les mêmes symptômes persistent et la malade s'exprime par signes; cependant l'état général est bon, les mouvements de la langue sont complets, il n'existe ni douleurs ni roideurs dans le membres paralysés. Au bout de ce temps, soudainement B... se met à appeler la sœur et la fille de service et répète leurs noms chaque fois qu'elle veut parler pendant quelques jours; puis son vocabulaire s'étend et bientôt elle peut soutenir une conversation.

La paralysie des membres diminue, la malade se lève, mais la bouche est toujours de travers. L'amélioration des membres s'accentuant, B... sort de l'hôpital et reprend son métier.

La paralysie diminue de plus en plus dans les membres et la bouche est moins de travers.

Le 5 mars 1877, B... sent des douleurs et roideurs dans les orteils droits, la jambe droite molle ne peut plus porter la malade qui se fait transporter chez elle.

Le lendemain, nuit sans accident, marche difficile, sensation d'engourdissement dans la main droite alternativement chaude et froide; parésie du membre supérieur.

Le mercredi, même état jusqu'au soir. En dinant la malade perd *tout d'un coup la parole et ne la retrouve qu'au bout de trois heures.*

Cependant connaissance parfaite, langage par geste et aucune *modifi- cation nouvelle dans les membres.*

Les jours suivants la parésie des membres s'accentue et la malade se rend le 15 au bureau central qui l'envoie à la Charité.

*Etat actuel.* 16 mars. Apparence d'une bonne santé, décubitus horizontal.

*Au calme :* face symétrique, cessant de l'être lorsque la malade parle ou rit, la bouche est déviée à gauche. Symétrie complète des régions frontales et sourcilières : *Hémiplégie faciale droite, limitée au facial inférieur*

Rien au voile du palais, à la langue, aux yeux.

Bras droit pendant le long du corps, pas de roideur. Les doigts sont à moitié fléchis dans la main, la malade les étend facilement quoique ces mouvements ne s'exécutent ni avec l'ampleur, ni avec l'habileté habituelle. Les mouvements de flexion du bras sont lents et difficiles.

Force de préhension dans les doigts à peu près nulle.

Membre inférieur étendu dans le lit sans roideurs, sans position vicieuse, sans malformations articulaires. Les mouvements y sont plus difficiles que dans le bras, quoique la force musculaire y soit assez considérable. Sa marche est possible mais très-difficile. Pas d'épilepsie spinale, conservation de la sensibilité, léger amaigrisse- ment des membres.

Rien dans les appareils respiratoires et digestifs. Cœur : insuffi- sance mitrale ; pas de trouble fonctionnel, sauf quelques rares palpi- tations. Pas d'hystérie, pas de syphilis antérieure.

Exeat le 29 mars, très-améliorée, sans aucune difficulté pour parler.


Ce fait que la malade a été *frappée brusquement d'apha- sie,* qu'une hémiplégie faciale, puis une monoplégie bra- chiale est survenue *plusieurs heures après,* ce fait, qu'un jour entier s'est écoulé entre la perte du mouvement dans le bras et la perte du mouvement dans la jambe (sans ictus et sans perte de connaissance), tout cela montre qu'il ne s'est point agi ici d'une hémorrhagie, l'hémorrhagie ne procédant pas par étapes. On doit penser qu'il s'est produit une ischémie cérébrale, limitée d'abord au territoire de l'artère frontale externe et inférieure (aphasie), ischémie portant ensuite sur le territoire tributaire de l'artère frontale ascendante, s'étendant enfin à l'artère pariétale ascendante.

Quant à la cause de l'ischémie, la manière dont celle-ci s'est produite et dont elle a progressé autorise à penser qu'un embolus (affection mitrale) parti du cœur est venu se fixer dans l'artère frontale externe et inférieure, puis a provoqué au-dessous de lui une thrombose qui, petit à petit, progressivement, s'est étendue aux artères frontale et pariétale ascendantes.

Cette hypothèse très-admissible est de mise non-seulement pour l'attaque paralytique de 1875, mais encore pour les troubles parétiques actuels. Dans la périencéphalite diffuse la paralysie faciale peut débuter de deux façons : tantôt, à la suite d'une de ces attaques congestives fréquentes chez les paralytiques généraux, le malade s'apercevra qu'il a la bouche déviée de travers, ou même, si l'hémorrhagie capillaire a été peu accentuée, le centre facial sera peu touché, et l'hémiplégie faciale légère passera inaperçue pour lui. C'est le cas d'une femme que nous avons vue à la Charité et qui déclare n'avoir aucune souvenance du début de sa parésie. Cependant, comme le dit Trousseau, on peut, en examinant ces malades, au moment même, avec attention, constater chez eux (comme chez tous les sujets qui, avec une paralysie faciale inférieure, ne se plaignent d'aucun affaiblissement dans les membres), une diminution au dynamomètre de la force des mains du côté où la .face est paralysée. Plus tard ces phénomènes peuvent disparaître et l'hémiplégie faciale persiste seule.

Tantôt, au contraire, le début est brusque ; les malades

sont frappés d'apoplexie avec déviation conjuguée des yeux
et de la tête du côté de la lésion et l'hémiplégie faciale ap-
paraît, s'accompagnant du côté des membres de troubles
qui peuvent relever de la contracture ou de la paralysie.
Dans l'observation VI du travail de M. Hanot (Soc. de
biol., 1872), la malade est restée pendant deux jours la
tête, les yeux et la commissure labiale déviés à droite,
sans paralysie appréciable des membres gauches mais
avec un peu de contracture des membres droits. Au bout
de deux jours ces phénomènes avaient disparu. On voit
que les attaques apoplectiques de la paralysie générale
offrent la plus grande ressemblance avec les accidents dus
aux lésions en foyer des hémisphères cérébraux. Mais ce
qui suffira à les distinguer, ce sera la marche de la température qui n'obéit en rien à la loi que M. Charcot a établie
pour l'état apoplectique dû soit à l'hémorrhagie cérébrale,
soit au ramollissement cérébral. Ici presque immédiatement après l'attaque la température s'élève (Hanot) jusqu'à une apogée où la mort arrive quelquefois, tandis que,
si l'issue doit être favorable, elle revient encore brusquement à la normale.

Les paralysies dues à des tumeurs cérébrales sont ordinairement précédées de contractures partielles d'abord,
extensives ensuite ; quelquefois même on observe de véri-
tables attaques d'épilepsie symptomatique. Mais bien
avant l'apparition de ces signes, les malades se plaignent
de céphalalgie violente et de vomissements dus à la méningo-encéphalite qui accompagne les tumeurs, quelle que
soit du reste leur nature. Les parties paralysées présentent
aussi des troubles divers de la sensibilité et sont particulièrement le siége de sensations anormales de froid et de
chaleur ; d'autres fois, quoiqu'ayant perdu toute espèce de

sensibilité, elles sont le siége de douleurs spontanées se produisant sous forme d'élancements rapides ; celles-ci peuvent suivre ou précéder immédiatement la paralysie.

Les tumeurs syphilitiques se traduisent par des phénomènes convulsifs ou épileptiques. Mais l'épilepsie syphilitique diffère de l'épilepsie vraie en ce que : 1° il n'y a pas de cri initial ; 2° elle est généralement partielle ou hémiplégique, débutant par un des côtés de la face ou par un des membres supérieurs. Quelquefois cependant elle est précédée par un certain nombre d'attaques d'épilepsie vulgaire. Cette épilepsie correspond, d'après M. Charcot, à la pachyméningite gommeuse circonscrite. Dans les premières la substance grise ne serait le siége que d'altérations dynamiques transitoires. D'après Jakson, ce serait un emmagasinement de force; puis, à un certain moment, surviendrait une décharge brusque, une dépense par explosion dans les membres du côté opposé à la lésion. Un épuisement temporaire survient ensuite, d'où les paralysies momentanées observées souvent dans les parties convulsées. A la longue, par la répétition même de ces actes, les lésions deviennent définitives, il s'établit des dégénérescences secondaires, d'où une hémiplégie permanente et indélébile (Grasset).

L'observation suivante, qui a fait le sujet d'une clinique de M. le professeur Hardy, nous offre l'exemple d'une tumeur cérébrale et présente en outre une intéressante particularité :

Obs. XIV. — Tumeur cérébrale. — Hémiplégie faciale gauche, contracture du releveur de la paupière supérieure à gauche. — Hémiplégie gauche (communiquée par M. Landouzy).

La nommée H... (Nathalie), âgée de 41 ans, entre à l'hôpital de la Charité, service de M. Hardy, le 14 juin 1878.

Cette femme ne présente pas d'antécédents héréditaires importants.
Antécédents personnels : rougeole à 8 ans; gourme et croûtes scrofu-
leuses sur la face, derrière les oreilles à 12 ans. A 15 ans, ictère intense. Grande fatigue pendant l'adolescence et la jeunesse; première
apparition des règles à 22 ans; menstruation irrégulière toute la vie.
A 28 ans, rhumatisme articulaire aigu; peu après apparition de
migraines périodiques, se répétant deux fois par mois, durant un
jour et s'accompagnant de vomissements.

A 31 ans, les migraines deviennent plus fréquentes et plus intenses, se répètent plus souvent; par instants la vue se trouble, et
baisse graduellement au point d'obliger la malade à porter des lunettes
pour faire son ouvrage. Les troubles de la vision disparaissent avec
la céphalalgie et reparaissent avec elles.

En novembre 1877 les douleurs de tête deviennent épouvantables,
s'accompagnent de bourdonnements d'oreille, et les vomissements
surviennent toutes les fois que la malade absorbe la moindre chose
et même à l'occasion d'un mouvement dans le lit.

Un matin en se coiffant elle s'aperçoit que sa « figure fait la gri-
mace », le côté gauche de la face est paralysé et l'*œil reste constamment ouvert*, s'il arrive à H... d'abaisser la paupière supérieure avec
ses doigts; *elle se relève immédiatement après qu'elle a cessé de la re-
tenir*. Néanmoins elle voit aussi bien des deux yeux.

La bouche de ce côté gauche est déviée en bas, la salive coule continuellement. En même temps la mémoire diminue et la malade a
des *hallucinations*.

Au mois de janvier 1878, malgré les maux de têtes persistants,
elle travaillait devant une table, tout à coup, sans étourdissement, le
bras gauche retombe inerte sur la table et elle ne peut le bouger;
elle veut se lever, sa jambe gauche lui fait défaut et elle tombe à
terre. La sensibilité est abolie dans ces deux membres. Elle avait eu
quelques jours avant des crampes violentes dans la main et le genou
gauche, et des douleurs fulgurantes.

H... entre à l'hôpital de la Pitié, service de M. Peter, qui lui fait
appliquer un vésicatoire à la nuque et lui prescrit 2 grammes de
bromure de potassium et 2 grammes d'iodure de potassium.

Amélioration progressive, cessation d'abord de la céphalalgie et
des vomissements, retour de la sensibilité, disparition de la contrac-

ture du releveur et diminution suffisante de l'hémiplégie pour qu'on l'envoie en convalescence au Vésinet au mois de mars.

Sortie après un mois de séjour elle était assez bien pour espérer une complète guérison quand, à la fin de mai, elle est reprise de douleurs de tête atroces et de vomissements continuels. Ses hallucinations reparaissent, et son intelligence et sa mémoire diminuent. Elle entre chez M. Hardy, où nous l'avons vu dans l'état suivant : Facies prostré exprimant la douleur. Vomissements incessants, douleur de tête atroce. L'asymétrie de la face frappe au premier aspect, il existe une paralysie faciale inférieure gauche, l'occlusion de l'œil est parfaite. La contractilité électrique est conservée. Parésie du bras et de la jambe gauche. Cœur. Poumons. Foie, rate, normaux. La malade nie énergiquement tout antécédent syphilitique.

*Traitement*. Iodure de potassium, 2 grammes.

Sous l'influence du traitement tous les accidents s'améliorent et la malade sort le 6 juillet ne présentant plus qu'une hémiplégie faciale à peine marquée.


La marche successive des symptômes, la venue précoce de la céphalalgie et des vomissements devenant de plus en plus intenses, l'apparition première de l'hémiplégie de la face, hémiplégie qui s'est ensuite propagée au bras et à la jambe du même côté et a été précédée dans ces membres de contracture, ne nous paraissent pas permettre de doute sur l'origine cérébrale de la paralysie ; surtout si on y joint la conservation de l'excitabilité électro-musculaire.

Les hémiplégies faciales ne sont pas rares dans le cours de la méningite tuberculeuse, on peut même dire que cette maladie en est la cause la plus fréquente chez les enfants. Les lésions qu'elle engendre prédominent dans la région motrice qui confine à la scissure de Sylvius. Le mode de progression des granulations est en effet en rapport avec le trajet que suivent les vaisseaux, et chacun sait que l'artère sylvienne est l'artère nourricière de la zone motrice corticale.

Le volume et la confluence des granulations rapprochent au point de vue symptomatique certaines méningites tuberculeuses des tubercules du cerveau et des tumeurs méningées. Dans les trois cas, ce qui domine, ce sont les phénomènes d'excitation fonctionnelle, se traduisant par des convulsions cloniques variables d'intensité, depuis les mouvements bornés à un membre jusqu'à l'attaque épileptiforme. D'autres fois au contraire l'inflammation prédomine sur les granulations ou les tumeurs, ou bien celles-ci suscitent une réaction inflammatoire et alors la symptomatologie sera celle de la méningo-encéphalite constituée par la contracture limitée, puis étendue et à laquelle succédera la paralysie limitée et progressive. Dans tous ces cas, l'hémiplégie faciale est associée et le diagnostic basé sur les symptômes connus de la méningite permettra de la rapporter à sa véritable cause.

Tout autre est la difficulté lorsque la méningite tuberculeuse reste très-limitée et suit la marche du ramollissement. On en jugera par l'observation suivante :

Obs. XV. — Méningite tuberculeuse (Landouzy).

Il entre dans le service de M. Hardy un homme qui s'était réveillé un matin avec un sentiment de faiblesse dans le bras droit. On constate une impotence presque complète du membre, un certain degré d'hémiplégie faciale inférieure et de l'embarras de la parole, aucune altération d'ailleurs dans l'intelligence. Ces symptômes ne firent qu'augmenter graduellement, il s'y ajouta de la fièvre et un malaise général. La paralysie augmenta en étendue et en intensité et cet homme succomba dans le coma.

A l'autopsie, on trouva une plaque de tuberculose méningée occupant le fond du sillon de Rolando et la face postérieure et antérieure des circonvolutions frontale et pariétale ascendantes.

Dans ces cas l'état général du sujet, et l'état particulier du poumon qu'il faudra toujours examiner avec le plus grand soin, peuvent seuls mettre sur la voie du diagnostic.

Mais les granulations tuberculeuses siégeant, nous l'avons déjà dit, dans les régions qui confinent à la scissure de Sylvius, n'agissent pas seulement localement, elles produisent des gênes circulatoires territoriales et aboutissent à des affaissements des parois et à des thromboses, d'où ischémie, fluxion collatérale, apoplexie capillaire ou ramollissements nécrobiotiques décrits par M. Rendu dans le corps strié et les couches optiques. Ce siége de la lésion constitue cependant, croyons-nous, une exception, et il nous suffira de l'avoir signalé, d'autant plus que le diagnostic ne peut être établi que sur les symtômes concomitants,


## MARCHE. — DURÉE. — TERMINAISON.

Dans la paralysie a *frigore,* le début est en général rapide; quelquefois il y a certains phénomènes prodromiques, nous avons déjà parlé de l'altération du [goût qui constitue le premier symptôme chez un malade de Trousseau, d'autres fois c'est une douleur dans la face et dans la tête, des troubles de l'ouïe; puis la paralysie débute et atteint rapidement toutes les branches du nerf.

Dans les cas légers, la motilité peut commencer à revenir au huitième, dixième, douzième jour, et la guérison est complète en deux ou trois semaines. La durée est plus longue dans les cas moyens. Dans les cas graves, la motilité ne revient pas avant le deuxième ou le troisième mois et il faut encore quelque temps pour que la guérison soit complète. Dans ces derniers cas on observe divers trou-

bles de la motilité que nous allons faire connaître : quand
la guérison se produit, les mouvements associés réappa-
raissent, et souvent c'est sous cette forme que se montrent
les premiers mouvements exécutés. Si le malade cherche
à fermer un œil, l'angle de la bouche du même côté est
tiré en haut et en dehors, etc. On ne constate pas en général de phénomènes analogues dans les muscles innervés
par le trijumeau, ni dans les muscles du bras. Ces secousses
peuvent aussi se produire par voie réflexe, à la suite d'une
excitation du trijumeau à la peau, du nerf optique, etc.
Quelquefois ces mouvements sont tout à fait spontanés;
on observe par intervalles quelques secouses dans l'œil ou
dans la bouche, comme un léger tic convulsif. Plus rarement on voit les crampes s'étendre soit au facial du côté
opposé, soit même à des nerfs plus éloignés.

Hitzig, qui a fait une étude particulière de ces phénomènes, les attribue à un état anormal d'excitabilité de la
moelle allongée, produit (par un mécanisme inconnu) par
la paralysie funiculaire périphérique. Ils se présentent
dans la terminaison des paralysies rhumatismales graves
ou traumatiques et peuvent durer très-longtemps. On les
a vu persister huit et même treize ans.

Enfin, on peut observer la contracture secondaire; celle-
ci peut même survenir pendant le traitement, nous nous
en occuperons quand nous traiterons ce chapitre.

Dans les paralysies traumatiques, il y a des cas légers
et des cas graves à durée variable. Dans ces paralysies
par compression, tout dépend de la gravité et de la persis-
tance de la cause et de la lésion. Dans les paralysies protu-
bérantielles et hémisphériques, tout varie également suivant l'altération des faisceaux nerveux qui constituent la
7ᵉ paire.

## DIAGNOSTIC.

Le diagnostic de l'hémiplégie faciale s'établit d'après les caractères que nous avons assignés à chaque espèce suivant son siége.

Dans les paralysies corticales, funiculaires et pédonculaires, l'association des symptômes sera le meilleur élément pour permettre de localiser la lésion. La première s'accompagne fréquemment d'aphasie, ou de monoplégie brachiale, ou enfin d'hémiplégie; la deuxième s'accompagne toujours de troubles moteurs du côté des membres, plus fréquemment du côté du membre supérieur et rarement d'aphasie; la troisième n'est jamais associée à l'aphasie, elle est toujours unie à l'hémiplégie de tout un côté du corps et il n'est pas rare de la voir accompagnée de troubles paralytiques divers relevant de la sixième ou de la troisième paire. Les deux dernières présentent en outre quelquefois des troubles de la sensibilité, mais ce qui distingue l'hémianesthésie de cause centrale de l'hémianesthésie de cause pédonculaire, c'est que la première s'accompagne d'amaurose et d'anosmie, tandis que dans la seconde les sens supérieurs sont respectés par suite même du siége de la lésion. Enfin, dans toutes ces hémiplégies l'orbiculaire des paupières reste intact, l'excitabilité électro-musculaire persiste et la nutrition des muscles n'est pas altérée.

Lorsque l'hémiplégie faciale est engendrée par une lésion de la protubérance située au-dessus du point d'entrecroisement des faisceaux du facial, elle présente tous les symptômes que nous venons d'énumérer en dernier lieu et de plus, si cette lésion est une hémorrhagie, la tête et les yeux sont tournés du même côté de l'hémiplégie.

La paralysie faciale bulbaire est totale, c'est-à-dire que

tous les faisceaux du facial sont intéressés, et la paralysie des membres est croisée.

Enfin, l'absence de réflexes, la réaction électrique décrite (perte de la contractilité faradique avec exaltation de la contractilité galvanique) sont des signes de paralysie périphérique. On peut même aller plus loin et nous avons indiqué d'après Erb comment, une paralysie funiculaire étant donnée, on peut préciser en quel point de son trajet le nerf facial est atteint.

## PRONOSTIC.

Le pronostic de l'hémiplégie faciale cérébrale est entièrement subordonné à celui de la lésion qui l'a engendrée.

Quant à la paralysie funiculaire, on trouvera l'élément principal du pronostic dans les signes électriques déjà indiqués, signes qui permettront de la ranger dans une des trois formes : légère, moyenne ou grave.

## TRAITEMENT.

Le plus souvent il ne sera nul besoin de traiter la paralysie faciale cérébrale, le mouvement revenant dans les muscles dès que la cause qui empêchait l'influx nerveux de leur parvenir aura disparu. Il est cependant des cas où, après la résorption d'un épanchement sanguin par exemple, la face [reste paralysée. Duchenne, qui en avait observé un grand nombre d'exemples, dit que dans ces cas les muscles ont perdu leur aptitude à réagir ou à être mis en action par l'influx nerveux volontaire qui leur revient librement après la résorption de l'épanchement ; en d'autres termes, que la paralysie primitivement symptomatique de la lésion du cerveau, s'est localisée dans les muscles par le fait de la suspension de l'excitation cérébrale. Le seul traitement à employer consiste dans l'électrisation localisée. Mais il faudra en user avec la plus grande prudence ; on devra même s'en abstenir lorsque l'hémorrhagie sera récente ou que le malade aura conservé une prédisposition à de nouvelles congestions du cerveau.

Duchenne (de Boulogne) rapporte l'observation d'un malade qui, en convalescence d'une hémorrhagie cérébrale, fut frappé d'une nouvelle attaque d'apoplexie, immédiatement après une séance de faradisation où celle-ci avait été pratiquée avec assez d'énergie ; et il fait observer que la faradisation des muscles de la face lui paraît avoir été la cause probable des accidents cérébraux. Le même fait s'étant reproduit trois fois sur une moyenne de 10 cas où ce traitement avait été appliqué, cet auteur assure que pour lui, ce n'est jamais sans une certaine hésitation, qu'il électrise dans l'hémiplégie de cause cérébrale.

L'électricité guérit du reste facilement, en général, la paralysie faciale. Nous dirons tout à l'heure comment on doit l'appliquer et à quels courants on doit donner la préférence.

Pour la paralysie funiculaire (périphérique), on devra d'abord remplir, quand on le pourra, l'indication causale ; ainsi, nous avons cité un fait dans lequel la guérison avait été amenée par l'ouverture de la membrane du tympan, donnant issue au pus de l'oreille moyenne ; de même, si le nerf était comprimé par une lésion syphilitique, on devrait agir en conséquence, c'est-à-dire instituer un traitement spécifique.

Comme traitement direct, on prescrit quelquefois la strychnine et les excitants de différents ordres. Si la paralysie est de nature rhumatismale, on peut d'abord s'adresser aux révulsifs et aux antiphlogistiques, mettre des vési-

catoires, appliquer des sangsues derrière l'oreille du côté
atteint; les bains de vapeurs peuvent aussi rendre des ser-
vices. Dans les cas légers ces divers moyens suffiront,
dans les cas graves, au contraire, quoique insuffisants, les
antiphlogistiques seront très-utiles en faisant cesser la
tuméfaction du névrilème qui empêche la force nerveuse
centrale de revenir dans les muscles, et après deux ou trois
semaines, on aura recours au traitement local qui est de
beaucoup le plus employé, et le seul efficace dans beaucoup
de cas, c'est-à-dire à l'électricité.

Les deux ordres de courant ont été préconisés à outrance,
et, chose curieuse, chacun d'eux a été accusé de tous les accidents par les partisans de l'autre méthode d'électrisation.
C'est particulièrement ce qu'ont fait Duchenne, pour le courant faradique contre le courant galvanique, et Remak pour
le courant continu contre le courant interrompu. Erb reconnaît que l'un et l'autre ont des propriétés antiparalyti-
ques, mais qu'ils ont des indications différentes encore
mal déterminées par la clinique ; le courant galvanique
aurait, en plus des actions du courant faradique, une
action causale dans certains cas.

Les théories proposées pour expliquer la différence de
réaction du muscle au courant galvanique et au courant
faradique sont loin d'être satisfaisantes. Neumann admet
que dans ces circonstances le muscle a perdu la faculté de
réagir sous l'influence d'un courant de courte durée, tandis
qu'il réagit encore, mais anormalement, sous l'influence
d'un courant prolongé. Le courant induit, qui est toujours
très-court, n'excite pas. Le courant continu, au contraire,
qui est long, excite ; si on le rend très-court, il n'excite
plus. On ignore, au reste, pourquoi et comment le muscle
perd cette faculté.

Cette explication est loin de rendre suffisamment compte, à notre avis, de l'exagération d'excitabilité galvanique que présentent les muscles dans ces conditions.

Quoiqu'il en soit, un courant d'induction un peu fort est indiqué pour exciter et mettre en jeu des nerfs engourdis plutôt que des nerfs interrompus ; leur emploi est très-fréquent et leur utilité incontestable dans la paralysie périphérique, quand la cause de la paralysie ne persiste pas. De plus, le courant, surtout le courant continu, augmente aussi l'excitabilité des nerfs et restaure les muscles fatigués ou surmenés. Enfin, le courant galvanique prévient dans une certaine mesure ou répare l'atrophie.

Nous allons maintenant indiquer les règles de l'emploi de ces deux moyens, elles ont été posées par Duchenne et par Erb.

*Faradisation.* — Sous l'influence de l'électrisation localisée, la tonicité reparaît progressivement dans les muscles paralysés ; on peut électriser le nerf facial ou chacun des muscles paralysés. Ce dernier procédé est préférable au premier, qui facilite et augmente la contracture. En localisant le courant sur chaque muscle, on peut prolonger inégalement son action suivant la lenteur de la guérison particulière de ce muscle et les menaces d'apparition des contractures.

On doit d'abord employer les courants à intermittences rapides ; puis on les ralentit quand la tonicité a reparu, et on n'en permettra que une à quatre par seconde pour éviter les contractures.

Du reste, malgré les contractures elle-mêmes, on peut continuer la faradisation, mais avec des intermittences lentes et dans des séances courtes et éloignées. Cependant quand elle est bien établie, c'est vers les muscles antagonistes qu'il faut diriger l'électricité et avoir recours à tous les moyens qui, comme l'élongation, sont propres à la faire céder.

La *galvanisation* est nécessaire, d'après Erb, dans les cas graves. Dans les premières semaines, on fait le traitement périphérique des rameaux nerveux et des muscles une fois par semaine; dès que les premières traces de motilité reparaissent, on rapprochera et on régularisera les séances. On emploiera un courant d'une intensité variable, suivant les malades, de 6 à 10 éléments.

M. C. Paul place le pôle positif sur l'apophyse mastoïde ou sur le tronc du facial à la sortie de la parotide, et le pôle négatif sur le muscle à modifier et le plus près possible du point où le nerf pénètre dans le muscle. Il emploie 15 à 25 éléments. Il fait passer le courant de 2 à 5 minutes, puis il change le sens. Les séances durent un quart d'heure.

Dans le cas de paralysie faciale de cause périphérique, dit Onimus, on obtient une guérison presque toujours certaine et souvent rapide par l'action des courants continus.

Quant aux dégénérescences carcinomateuses du facial, primitives ou consécutives au cancer de la parotide, elles sont évidemment au-dessus des ressources de l'art.

Les divisions, les sections du nerf, bien que produisant des paralysies très-graves, ne doivent pas ôter tout espoir au médecin. La réparation peut, en effet, avoir lieu dans ces conditions, lorsque l'écartement qui sépare les deux parties du nerf n'est pas très-considérable.

# DESSIN SCHÉMATIQUE

DESTINÉ :

1° A montrer les origines, les rapports, les connexions et la direction des fibres entrant dans la constitution du tronc et des branches du facial;

2° A faire comprendre, d'une part les modalités symptomatiques, d'autre part la topographie des lésions de l'hémiplégie faciale, corticale, intra-hémisphérique, pédonculaire, bulbo-protubérantielle et funiculaire;

3° A faire comprendre l'hémiplégie.

Les parties teintées en vert représentent les faisceaux de fibres descendant de l'hémisphère *droit* pour aller s'entrecroiser au collet du bulbe et innerver les membres *gauches*.

Trajet intra-hémisphérique facial H.

Connexions du facial droit avec l'écorce C.

Les parties teintées en jaune représentent les faisceaux des fibres descendant de l'hémisphère *gauche* pour aller s'entrecroiser au collet du bulbe et innerver les membres *droits*.

Le trait rouge figure les fibres du facial descendant de l'hémisphère (facial cérébral)

C. Connexions des fibres hémisphériques du facial gauche avec l'écorce.

P. Trajet pédonculaire du facial.

B. Portion bulbo-protubérantielle du facial.

F. De la fossette sus-olivaire émerge une torsade rouge bleue, formée par la fusion du cordon rouge et du cordon bleu, ce dernier émane des deux noyaux (en noir) bulbaires; avec cette torsade commence la portion *funiculaire* (funiculum) du facial.

M. Portion intracrânienne du facial, comprise entre la fossette sus-olivaire et son entrée dans le conduit auditif interne.

T. Portion du facial enfermée dans le rocher ou portion intra-temporale.

S. Le cordon bleu, branche terminale supérieure, donne les rameaux temporo-orbiculo-faciaux (facial supérieur).

K. Séparation au niveau du bord postérieur de la branche du maxillaire des cordons bleu et rouge entrant dans la constitution de la torsade.

L. Le cordon rouge, branche terminale inférieure, donne les rameaux cervico-faciaux (facial inférieur).

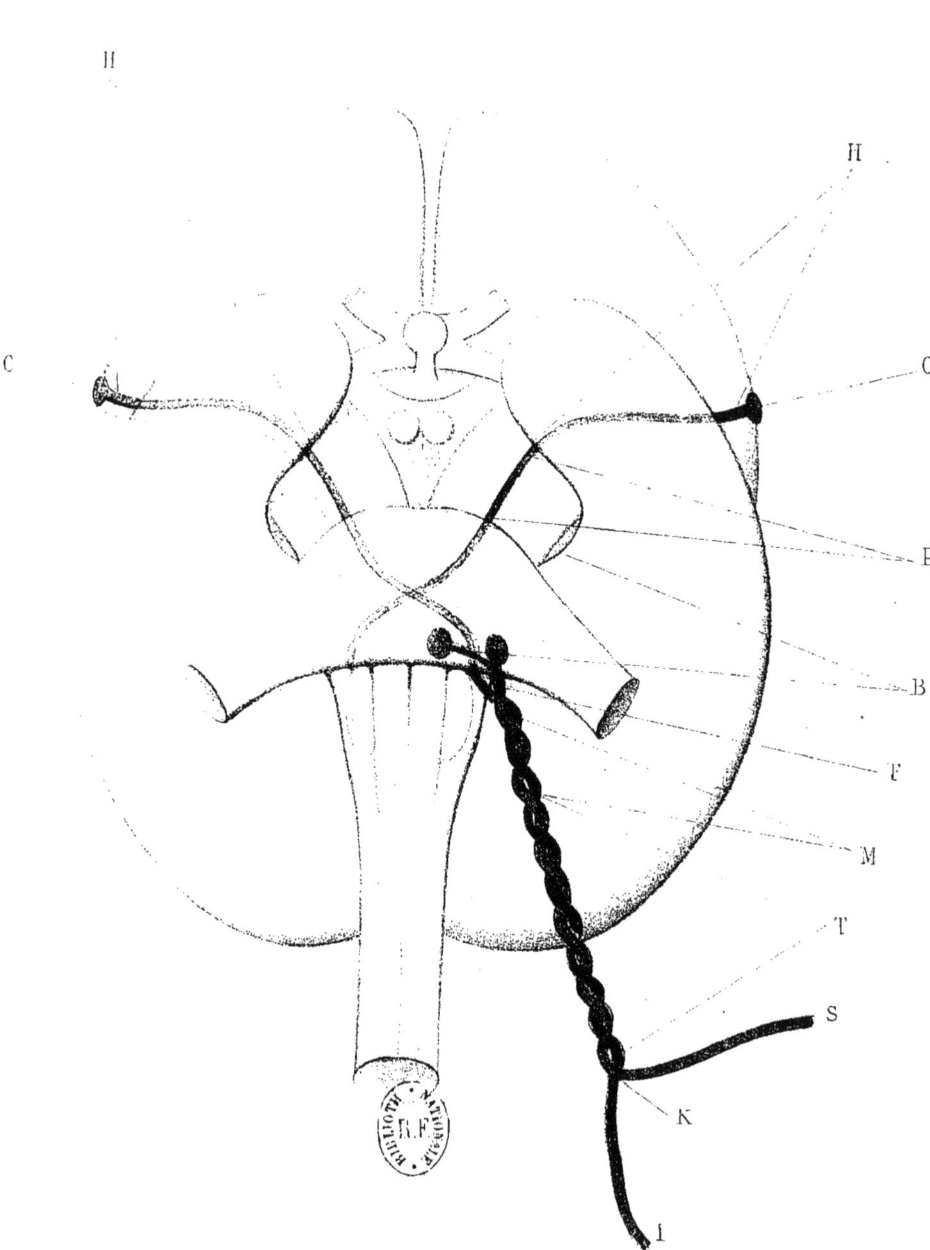

H
H
C
C
P
B
F
M
T
S
K
I

# TABLE DES MATIÈRES




A. Parent, imprimeur de la Faculté de Médecine, rue Mⁿ le-Prince, 31